U0457609

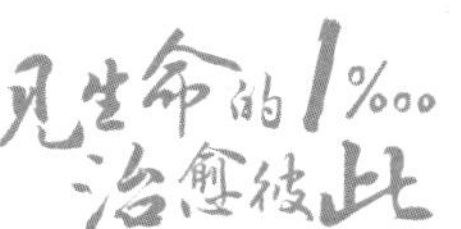

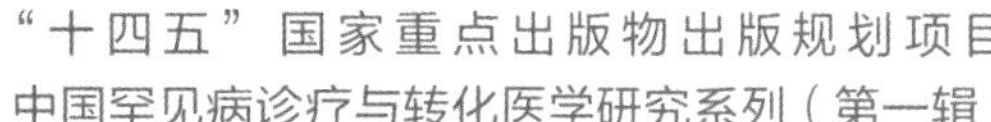

“十四五”国家重点出版物出版规划项目
中国罕见病诊疗与转化医学研究系列（第一辑）

总主编 · 黄荷凤

| 转化医学研究子系列 |

早老症：治疗与前沿技术创新

Progeria
Therapeutic Advances and Cutting-Edge Innovations

主编 ◎ 毛建华 刘志红

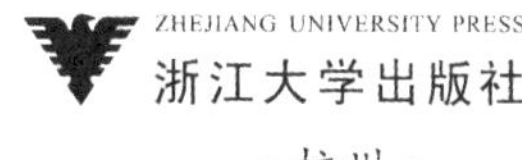

· 杭州 ·

图书在版编目（CIP）数据

早老症 ：治疗与前沿技术创新 / 毛建华，刘志红主编. -- 杭州 ：浙江大学出版社，2025. 6. --（中国罕见病诊疗与转化医学研究系列 / 黄荷凤总主编）.

ISBN 978-7-308-26354-2

Ⅰ. R725.9

中国国家版本馆CIP数据核字第2025CR7734号

早老症：治疗与前沿技术创新

本册主编　毛建华　刘志红

丛书策划编辑　张　鸽　金　蕾　冯其华
本书策划编辑　金　蕾
责任编辑　金　蕾
责任校对　伍秀芳
责任印制　刘依群
封面设计　张　凯
出版发行　浙江大学出版社
（杭州市天目山路148号　邮政编码 310007）
（网址：http://www.zjupress.com）
排　　版　杭州林智广告有限公司
印　　刷　杭州宏雅印刷有限公司
开　　本　787mm×1092mm　1/16
印　　张　6.25
字　　数　141千
版 印 次　2025年6月第1版　2025年6月第1次印刷
书　　号　ISBN 978-7-308-26354-2
定　　价　89.00元

本书主编简介

毛建华

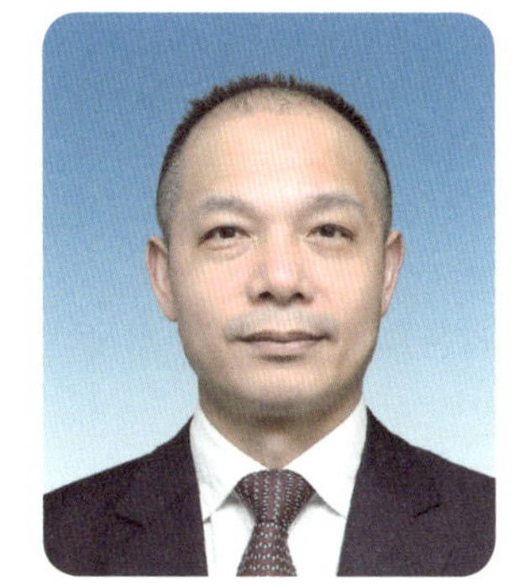

浙江大学医学院附属儿童医院副院长，浙江大学教授，浙江大学求是特聘医师。长期致力于罕见病诊疗研究。

担任*Frontiers in Pediatrics*客座主编，*Pediatric Nephrology*、*World Journal of Pediatrics*、*Pediatric Investigation*、中华儿科杂志、中华肾脏病杂志、中国循证儿科杂志等杂志编委。SCI收录论文150余篇，包括*JAMA Pediatrics*、*Advanced Science*、*JASN*等重要的专业期刊。获国家发明专利授权13项。

在早老症领域，从全国招募患者，建立多模态评估体系及Dowhy关系型数据库，推动洛那法尼（Lonafarnib）通过管制下用药计划落地中国，免费用于患儿治疗，并正在推进UMI–77及基因治疗等创新方案，全面布局早老症精准医学与临床转化研究。

在儿童法布雷病领域，2020年8月启动全国首例法布雷病儿童规范性长期酶替代治疗，已完成对多名患儿的系统研究，主持或参与法布雷病多项临床研究，涵盖酶替代、底物消除与基因治疗等多种方案。2021年起牵头浙江省儿童及成人法布雷病筛查，累计在高危人群中筛查超4000例，确诊近百名患者。

刘志红

中国工程院院士，主任医师、教授、博士生导师。

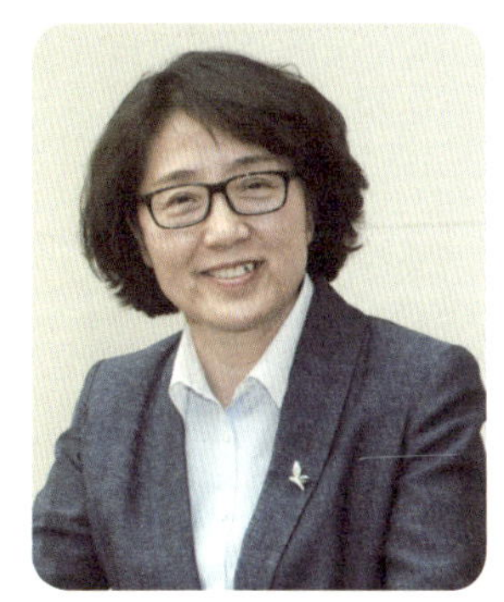

现任中国人民解放军东部战区总医院国家肾脏疾病临床医学研究中心主任。中华医学会第二十六届理事会常务理事，中华医学会肾脏病学分会第九届委员会主任委员。曾任南京大学医学院院长、浙江大学医学院院长。国际肾脏病学会（ISN）常务理事，美国布朗（Brown）大学医学院客座教授。长期从事肾脏疾病的临床和基础研究，主持多项国家级重大科研项目。国家973计划项目首席科学家，国家“精准医学研究”重点研发计划项目首席科学家。获国家科学技术进步奖二等奖4项，军队和省、部级科学技术奖一等奖9项。出版专著6部，主编主审教材3部。

《早老症：治疗与前沿技术创新》编委会

主　编：毛建华　刘志红

副主编：王晶晶　胡丽丹　沈　宁　傅旭东

编　委（按姓氏笔画排序）：

王晶晶　浙江大学医学院附属儿童医院

毛建华　浙江大学医学院附属儿童医院

叶　青　浙江大学医学院附属儿童医院

吕　林　浙江大学/良渚实验室

刘　畅　浙江大学/良渚实验室

刘志红　中国人民解放军东部战区总医院

孙莹莹　黄淮学院

李　义　浙江大学/良渚实验室

余琴梅　浙江大学医学院附属儿童医院

沈　宁　浙江大学/良渚实验室

胡丽丹　浙江大学医学院附属儿童医院

傅旭东　浙江大学/良渚实验室

总 序

中国是出生缺陷高发的国家之一，目前已知的出生缺陷超过 8000 种，柠檬宝宝、瓷娃娃、月亮的孩子……绝大多数的罕见病是由出生缺陷造成的。出生缺陷是指婴儿出生前发生的身体结构或功能异常，由遗传因素、环境因素或两者共同作用导致，也是造成婴幼儿死亡和先天残疾的主要原因之一。“确诊难”是几乎所有出生缺陷患儿家庭面临的难关。另外，基层医院的医生对此的认识不足，无法向上级医院精确转诊，一直是出生缺陷诊疗的“痛点”，需要采取多项措施加强对基层医务人员的培训。

每一个有罕见病患者的家庭，其实都可能面临着社会的错误认知，面临着疾病的极大挑战。

只要有生命的传承，就有发生罕见病的可能性。全人类面临的最大的医学挑战之一就是罕见病。我们需要将各个相关的科学团结起来，以此来解决罕见病的问题。

罕见病不都是遗传病，遗传因素导致的罕见病占 80% 左右。在人类的 2 万个蛋白编码基因中，已发现有 5000 个以上的基因在发生突变时会导致遗传病，这些遗传病几乎都属于罕见病。有时，一个基因的突变可以导致 2 种或 2 种以上不同的罕见病。发现致病基因是实现罕见病基因诊断和基因治疗的前提、基础和关键。随着基因编辑等技术的突破，基因治疗会像现在的其他治疗技术方法一样，成为临床治疗的常态。

《中国罕见病定义研究报告 2021》将新生儿发病率小于 1/10000、患病率小于 1/10000、患病人数小于 14 万的疾病划入罕见病。

为推进“健康中国”建设，加强中国罕见病的管理，提高罕见病的诊疗水平和基础研究水平，维护罕见病患者的健康权益，策划出版一系列关于罕见病的临床诊疗、转化医学研究的原创专著，显得尤为迫切且意义重大。

“中国罕见病诊疗与转化医学研究系列”瞄准临床诊疗的难点、痛点，重点聚焦基因治疗等前沿创新技术，促进转化医学的研究。本系列的设计思路按成人诊疗子系列、儿童诊疗子系列、转化医学研究子系列推进，从成人、儿童不同的视角解读罕见病，从临床医生、科研工作者的维度勾画罕见病的治疗模式，收纳中国优秀学者在罕见病领域的原创性的学术成果与诊疗经验。

构建人类命运共同体是世界各国人民前途所在。万物并育而不相害，道并行而不相悖。希望该丛书可以填补国内外在罕见病领域从基础研究到临床诊疗贯穿一线的系列专著的空白，传播中国经验，在面向人民生命健康、加快发展新质生产力方面做出贡献，为今后的罕见病研究者提供参考依据，对推动我国罕见病的临床诊疗和基础研究的发展，以及世界科技强国的建设方面起到积极的促进作用。

第一辑总主编：黄荷凤

中国科学院院士

浙江大学医学院院长

2024年12月于杭州

本书序

在医学发展的浩瀚长河中，罕见病的研究宛如探索浩渺无垠的宇宙，充满了未知与挑战。哈钦森–吉尔福德早年衰老综合征（Hutchinson–Gilford progeria syndrome，HGPS）凭借其独特的病理特征以及与人类衰老进程的紧密联系，成为备受瞩目的焦点。作为由*LMNA*基因突变引发的典型的单基因遗传病，HGPS既是医学领域亟待攻克的难题，更是解锁人类衰老本质的关键"钥匙"。

《早老症：治疗与前沿技术创新》的出版，恰逢我国罕见病研究发展的关键时期。随着《"十四五"医药工业发展规划》等一系列利好政策的逐步落地，我国罕见病防治工作迎来了前所未有的发展机遇。本书汇聚了中国早老症研究领域的顶尖专家，从疾病的分子机制到临床诊疗实践，从药物研发的探索到社会支持体系构建的必要性与尝试，全方位、多层次地展现了该领域的最新的研究成果与发展动态。

早老症研究的价值，早已超越疾病的本身。异常蛋白Progerin的发现，不仅揭示了核纤层蛋白在细胞衰老过程中的核心作用，更为阿尔茨海默病、动脉粥样硬化等衰老相关疾病的研究开辟了全新的思路与方向。近年来，从蛋白修饰抑制剂的研发到基因编辑技术的应用，从代谢干预策略的实施到干细胞治疗技术的探索，早老症的治疗策略呈现出多元化的发展趋势，充分彰显了转化医学的强大生命力与广阔前景。这些突破性的进展，正逐步改写早老症"无药可医"的历史，为患者带来新的希望。

本书具有鲜明的特色，实现了三个维度的有机融合：基础研究与临床实践的深度结合，实现了从理论到应用的纵向贯通；多学科技术的交叉融合，打破学科壁垒，实现了横向联动；科学探索与人文关怀的相互渗透，彰显了医学的温度。通过早老症这一独特的"疾病模型"，读者既能领略生命科学领域的前沿突破，又能感受到医学人文的温暖与力量。

在此，我们向参与本书编撰的专家学者致以诚挚的感谢。正是他们持之以恒的探索精神和无私奉献，成就了这部具有重要学术价值的著作。同时，我们也要向早老症患者及其家庭表达崇高的敬意，他们的坚强与乐观，是推动早老症研究不断前行的强大动力。

本书的出版，既是对过往早老症研究成果的系统梳理与总结，更是迈向未来研究的新起点。展望未来，随着精准医学和基因治疗技术的飞速发展，早老症的研究必将迎来更多的突破与变革。这些研究成果，不仅将惠及早老症患者群体，也将为更广泛的衰老相关疾病的研究与治疗提供有益的借鉴。我们期待本书能激发更多科研工作者的创新热情，吸引社会各界对罕见病群体的关注，凝聚各方力量，共同推动医学进步，为人类健康事业贡献力量。

刘志红
中国工程院院士
2025 年 2 月

前 言

近年来，罕见病已逐步被纳入国家公共卫生体系和科技战略的重点。根据世界卫生组织的定义，罕见病是指患病人数极少，但往往病情严重、致残率高、社会负担重的一类疾病，全球范围内已知的罕见病超过 7000 种。中国对罕见病的最新定义如下：罕见病是指满足以下三个条件之一的疾病，即新生儿中发病率低于 1/10000，或患病率低于 1/10000，或受影响人群少于 14 万人。

据估算，中国罕见病患者的总数超过 2000 万人，且每年新增患者的数量持续增长。长期以来，由于诊断难度高、治疗手段缺乏、药物可及性差，罕见病群体曾一度被称为“医学的孤岛”。面对这一公共健康挑战，中国政府近年来持续加大对罕见病的政策投入与制度建设，使其逐步从“被忽视”走向“被重视”。

2022 年出台的《“十四五”医药工业发展规划》，标志着我国对罕见病群体的医疗服务、科研创新和社会保障的系统性支持迈入新的阶段。该规划明确提出加强罕见病分级诊疗和多学科协作的机制，推动罕见病的早期筛查和基因诊断技术的应用，鼓励自主创新药物与治疗技术的研发，完善罕见病用药的准入和支付机制。此外，国家药监局也在逐步建立针对罕见病治疗药物的快速评审、审批的通道，并推动罕见病的用药进入医保目录，为罕见病患者提供更切实可行的治疗希望。

在此背景下，罕见病的研究逐渐成为国家科技创新的重要组成部分，进入了从基础研究、临床转化到产业孵化的系统性的发展路径。哈钦森–吉尔福德早年衰老综合征（Hutchinson–Gilford progeria syndrome, HGPS）是罕见病中的典型代表，早老症因其独特的临床表现与明确的单基因突变机制，不仅吸引了广泛的临床关注，更成为衰老机制研究和抗衰老药物开发的重要模型。对这种疾病的研究，不仅具备直接的临床意义，也为衰老科学、精准医学与再生医学的交叉融合提供了新的思路和方向。

早老症患者自幼即出现加速衰老的体征，常在10余岁因心血管并发症而早逝，还未长大就面临死亡的威胁。其罕见性、致命性与高度遗传特征，决定了对该病深入研究的紧迫性与挑战性。早老症主要由*LMNA*基因的突变引发。该突变导致异常的蛋白质，即早老症蛋白（Progerin）的大量累积，从而破坏细胞核的结构、加速细胞衰老并诱发一系列系统性的损害，包括动脉粥样硬化、骨质疏松、皮肤硬化、关节强直等。其病程迅猛、临床表现复杂，且发病机制涉及染色质稳态、DNA损伤修复、自噬障碍及干细胞耗竭等多个核心衰老通路，使其成为理解人类衰老本质的理想的生物学模型。尽管目前尚无根治手段，但诸如Farnesyl转移酶抑制剂（如Lonafarnib）、基因编辑（CRISPR/Cas9、腺嘌呤碱基编辑器）、反义寡核苷酸、干细胞与代谢干预策略等多维治疗路径已在临床前研究中展现出希望的曙光。此外，已有部分策略进入国际临床试验阶段，在延长患儿的寿命、改善血管的僵硬度及减缓疾病进展方面取得了积极的成效，体现出转化医学在早老症干预中的广阔前景。

然而，目前社会对早老症的评价和识别仍存在误区，常将其视为“怪病、奇病”。尽管患者有着正常的智力和温和的性格，但由于其形体残障、行为奇特，常被误识为“僵尸、疑灵者、宗教怪异者”等，对患者及其家庭造成极大的社会压力和心理创伤。此类误识不仅导致早期识别的延迟，更隐藏了一种对罕见病患者的社会偏见。因此，对综合性、精准性、人文性相结合的科学进行积极的科普是揭示早老症的真实面目、构建社会支持网络、推进研究与政策合力的重要前提。

与此同时，早老症也为探索自然老化与年龄相关的疾病（如阿尔茨海默病、动脉粥样硬化等）提供了“加速版”的研究平台。其致病蛋白Progerin的累积机制，已被证实在自然老化过程中已有表达。这使得早老症不仅是一个疾病模型，更是研究衰老机制、开发抗衰老药物和干预路径的重要“试验田”。例如，早老症细胞在实验中表现出的核膜畸变、基因表达紊乱、干细胞功能障碍等特征，均与自然衰老过程密切相关，许多的研究成果已经反哺至阿尔茨海默病、帕金森病及心血管病变等的研究领域。

在此背景下，早老症的研究正在深度推动老龄化科学、系统生物学与转化医学的协同发展，其疾病模型系统正日益成为基础研究与临床实践之间的桥梁，为包括心血管疾病、神经退行性疾病、骨骼系统疾病、代谢性疾病等多个疾病谱系提供交叉研究的机会和策略验证的平台。

本书《早老症：治疗与前沿技术创新》由来自基础研究、临床诊断、药物开发等多个领域的一线专家共同撰写，系统梳理了早老症在发病机制、诊断标准、疾病模型、小分子药物、基因/细胞治疗、代谢干预及未来前景等方面的最新进展。我们不仅关注疾病本身的治疗策略，也致力于通过早老症这一“特殊窗口”，审视衰老的本质及未来精准医疗的可能路径。

本书以“跨学科、重临床、促转化”为指导思想，紧扣国际早老症研究的前沿，力求为科研人员、临床医生、药物研发者和政策制定者提供一份系统性、前瞻性与实用性兼具的学术资源。在精密医学与老龄社会相互交织的时代背景下，早老症所承载的科学价值、临床挑战与人文关怀，将在本书的章节中逐一呈现，期望为后续更多的疾病研究与疗法开发而开拓新的视野与路径。

本书的编写得到了诸多同行与协作团队的大力支持与无私帮助。在内容构思与资料汇总的过程中，国内外多位专家学者提供了宝贵的建议与一手资料，其中包括在早老症基础机制、疾病模型构建、临床观察研究、药物筛选等多个方向具有突出贡献的团队。由于篇幅限制，我们未能详尽引用所有的重要文献及研究成果，在此谨致歉意。

感谢所有参与本书撰写的专家学者，他们在各章节中的撰稿、修订与统稿过程中展现出的严谨治学的态度与团结协作的精神，是本书顺利完成的重要保障。特别感谢国家自然科学基金委员会（项目编号 81900837、82200784）、浙江省科技厅（浙江省重点研发计划项目 2023C03027）等机构在研究过程中给予的项目支持和资金资助，也感谢所在单位提供的科研平台与学术环境。

同时，向每一位在早老症研究道路上默默付出的科研人员、临床医生和病患家庭致以崇高的敬意。他们的坚持与信念是推动这个领域不断向前的重要动力。我们也希望通过本书的出版，进一步激发社会对早老症及其背后科学价值的关注，促进基础研究、临床转化与公众理解的良性互动。

书稿成文在即，疏漏在所难免，恳请读者批评指正。

编 者

2025 年 2 月

Contents

目 录

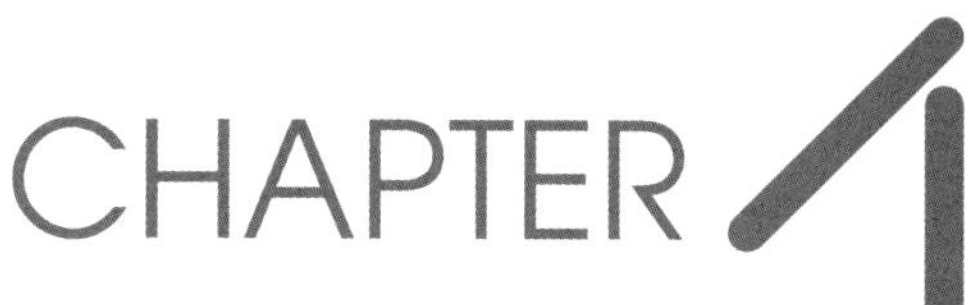

第 1 章 概 述

（王晶晶）

早老症，又名早衰症，哈钦森–吉尔福德早年衰老综合征（Hutchinson–Gilford progeria syndrome，HGPS）是其代表，最早在1886年和1897年分别被Jonathan Hutchinson医生和Hastings Gilford医生所报道[1]。HGPS是一种极为罕见、预后极差的常染色体显性遗传病，由核纤层蛋白A基因（*LMNA*）第11号外显子或者第11号内含子突变引起。这些突变位点可产生早老蛋白（Progerin），早老蛋白在体内积累，最终导致疾病[2，3]。临床上以过早、过快出现自然衰老为其显著的特征，以皮肤硬肿和生长迟缓为其首要的就诊原因，病变可累及多系统，但患者的智力正常。HGPS患者的平均寿命仅为14.6岁，大多死于心脑血管并发症[1]。

1.1 早老症的流行病学特征及基因型

1.1.1 病 因

2003年，美国科学家Collins及其团队和法国科学家同时发现核纤层蛋白A基因（*LMNA*）是HGPS的致病基因[2，3]。*LMNA*基因位于染色体1q21.2，包含12个外显子和11个内含子，通过第10号外显子中的可变剪接编码4种核纤层蛋白（A、C、CΔ10和C2），其中核纤层蛋白A（Lamin A）和核纤层蛋白C（Lamin C）是最普遍表达的[4]，但不存在于未分化的细胞中，是细胞骨架的重要组成部分。由于其特殊的结构和定位，核纤层蛋白参与了多种细胞生物过程：调节细胞衰老及分化、DNA损伤反应、维持基因组的稳定性、参与细胞转录调控、信号传导、异染色质重塑等[5]。

正常的情况下，*LMNA*基因的12个外显子均被转录产生初级RNA转录物Prelamin A。Prelamin A编码664个氨基酸，其C末端有一个“CAAX盒”（C为半胱氨酸，A为脂肪族氨基酸，X为任意一种氨基酸）。首先由“CAAX盒”中的半胱氨酸开始被蛋白法尼酰基法尼基化；之后剩余的C末端“AAX”被锌金属蛋白酶24（zinc metalloproteinase Ste 24，ZMPSTE24）切除；当“AAX”被切除后，之前剩余的法尼基半胱氨酸被内质网中的异戊烯基半胱氨酸羧基甲基转移酶（isoprenylcysteine carboxyl methyltransferase，ICMT）甲基化；最后由ZMPSTE24切除Prelamin A末端最后的15个氨基酸，切除之后，释放出成熟的含646个氨基酸的Lamin A。

根据致病基因突变位点的不同[1]，HGPS可分为经典型和非经典型。经典型HGPS是*LMNA*基因经典位点c.1824C>T（p.Gly608Gly）杂合突变所导致的。该位点突变后可以激活第11个外显子中一个隐秘的剪接位点，导致C末端附近50个氨基酸的缺失，阻止ZMPSTE24的第2次切割，进而导致缩短的、永久法尼基化异常的Prelamin A的积累。这种异常的Prelamin A称为早老蛋白（Progerin）。该蛋白结合至核纤层中并产生多种毒性，导致在细胞水平上细胞核膜结构及功能产生显著的缺陷。非经典型HGPS是*LMNA*基因第11个外显子其他区域或第11个内含子区域具有产生早老蛋白的突变位点。另外，除第11个外显子/第11个内含子区域的突变外，*LMNA*基因其他位置的突变也可能导致过早衰老的表现。这类疾病称为早老样核纤层蛋白病（progeroid laminopathies，PL）。这些突变不产生早老蛋白，但同样会导致与HGPS类似的疾病表现，如*LMNA* R527C是PL的热点突变位点，R527位于蛋白质结构域的外表面并参与形成盐桥。此位点突变后会破坏蛋白质的表面结构，对核纤层结构产生影响，最终导致PL发病。在此类PL患者的细胞中，并未发现有Prelamin A和早老蛋白的积累。另外，*LMNA*基因的T528M和M540T复合杂合突变也并没有引起早老蛋白的堆积。

此外，锌金属蛋白酶24（ZMPSTE24）突变也可导致PL[6]，其临床表现与经典型HGPS非常相似。*ZMPSTE24*基因突变也导致异常的Prelamin A，但并非早老蛋白。

1.1.2 流行病学特征

1.1.2.1 全球情况

截至2024年12月31日，在美国早老症基金会（Progeria Research Foundation，PRF）登记注册的全球患者仅有417人，来自72个国家，其中，亚洲占38.6%。在世的仅有203人，其中HGPS患者及PL患者分别有149人和54人（www.progeriaresearch.org）。根据美国HGPS的确诊人数，PRF估计HGPS的患病率为1/2000万～1/1800万，发病率约为每400万～800万名新生儿中有1名，HGPS的发病无性别或种族倾向。目前尚无全球PL患病率或发病率的报道。

1.1.2.2 中国早老症及早老样核纤层蛋白病患者的地域分布特征及患病率[7]

截至2023年3月31日，浙江大学医学院附属儿童医院（简称浙大儿院）早老症工作小组统计了：（1）登记注册于中国蔻德罕见病组织（CORD组织）中所有的HGPS患者及PL患者；（2）登记注册于美国早老症基金会（PRF）的中国患者；（3）2020年8月至2023年3月就诊于浙江大学医学院附属儿童医院所有的HGPS患者及PL患者。

一共纳入 46 例早老症及早老样核纤层蛋白病患者，分别来自中国的 17 个省份。HGPS 中位患病率为 1/5500 万，患病率前三的省份为海南、浙江、广西；PL 中位患病率为 1/3700 万，患病率前三的省份为海南、广西、安徽；HGPS 和 PL 的平均中位患病率为 1/2300 万，总患病率前三的省份为海南、广西、安徽。表 1.1 则为中国 17 个省份早老症及早老样核纤层蛋白病患者的患病率。

表 1.1　中国 17 个省份早老症及早老样核纤层蛋白病的患病率

省份	2022 年总人口数（万人）	早老症的人数	早老症的患病率	有早老样核纤层蛋白的人数	早老样核纤层蛋白病的患病率	总患病率
吉林	2047	0	0	1	1/2000 万	1/2000 万
辽宁	4257	1	1/4300 万	0	0	1/4300 万
河北	7461	2	1/3700 万	1	1/7500 万	1/2500 万
山西	3492	0	0	1	1/3500 万	1/3500 万
山东	10153	1	1/10 万	3	1/3400 万	1/2500 万
河南	9937	2	1/5000 万	0	0	1/5000 万
安徽	6103	1	1/6000 万	4	1/1500 万	1/1200 万
江苏	8475	3	1/2800 万	2	1/4300 万	1/1700 万
浙江	6457	3	1/2200 万	2	1/3200 万	1/1300 万
江西	4519	1	1/4500 万	0	0	1/4500 万
湖南	6644	0	0	3	1/2200 万	1/2200 万
福建	4154	1	0	0	0	0
贵州	3856	0	0	2	1/1900 万	1/1900 万
云南	4721	0	0	1	1/4700 万	1/4700 万
广西	5013	2	1/2500 万	4	1/1300 万	1/800 万
海南	1008	2	1/500 万	1	1/1000 万	1/300 万
广东	12601	1	1/12600 万	1	1/12600 万	1/12600 万
合计	100898	20	1/5300 万	26	1/3900 万	1/2200 万

1.1.3　早老症及早老样核纤层蛋白患者的一般特征及基因型

1.1.3.1　美国早老症基金会的统计情况

截至 2024 年 12 月 31 日，美国早老症基金会对 171 名先证者进行了基因测定，其中 118 名先证者为 *LMNA* 基因第 11 号外显子（HGPS）突变，13 例为其他早老样核纤层蛋白病（*LMNA* 第 1 ～ 10、12 号外显子），2 例为 *ZMPSTE24* 突变，具体详见表 1.2。

表 1.2　通过美国早老症基金会（PRF）诊断程序识别的基因突变

类型	DNA 突变	氨基酸效应	合子状态	是否产生早老蛋白	确诊人数
经典型 HGPS——*LMNA* 突变	1824C>T，外显子 11	G608G（同义突变）	杂合	是	104
非经典型 HGPS——*LMNA* 突变	1822G>A，外显子 11	G608S（甘氨酸→丝氨酸）	杂合	是	4
	1821G>A，外显子 11	V607V（同义突变）	杂合	是	2
	1868C>G，外显子 11	T623S（苏氨酸→丝氨酸）	杂合	是	1
	1968+5G>C，内含子 11	无	杂合	是	2
	1968+1G>C，内含子 11	无	杂合	是	3
	1968+2T>A，内含子 11	无	杂合	是	1
	1968+1G>A，内含子 11	无	杂合	是	1
早老样核纤层蛋白病——*LMNA* 突变	1579C>T，外显子 9	R527C（精氨酸→半胱氨酸）	杂合	否	1
	1579C>T，外显子 9	R527C（精氨酸→半胱氨酸）	纯合	否	6
	1580G>T，外显子 9	R527L（精氨酸→亮氨酸）	纯合	否	2
	1619T>C，外显子 10	M540T（甲硫氨酸→苏氨酸）	纯合	否	3
	331G>A，外显子 1	E111K（谷氨酸→赖氨酸）	杂合	否	1
早老样核纤层蛋白病——*ZMPSTE24* 突变	1274T>C，外显子 10	L425P（亮氨酸→脯氨酸）	纯合	否	2

1.1.3.2　浙大儿院早老症工作小组的统计情况[7]

截至 2023 年 3 月 31 日，46 名患者中有男性 23 名、女性 23 名，男女比例约为 1∶1；1 名患者已去世（女性，因心力衰竭于 21 周岁去世）。诊断为早老症的患者有 20 名，其中，经典型早老症有 17 名，他们都在出生后 1 个月内发病，且首要的临床表现均为皮肤硬肿；非经典型早老症有 3 名，发病年龄分别为出生后 1 周、出生后 1 个月和 5 周岁，首要的临床表现分别为皮肤硬肿、呼吸困难和生长迟缓。诊断为早老样核纤层蛋白病的患者为 26 名，起病年龄从出生后 1 个月到 13 周岁，中位年龄为 1 岁。有确切基因报告的共 42 名，其中 3 名患者为 *ZMPSTE24* 基因复合杂合突变，其余 39 名患者为 *LMNA* 基因突变；*LMNA* 基因突变类型中，3 例为内含子突变，36 例为外显子突变；13 例为纯合突变，25 例为杂合突变，1 例为复合杂合突变。早老样核纤层蛋白病患者中以 *LMNA* c.1579C>T 纯合突变最常见，其中有两对同胞兄妹，这类患者的发病年龄在 1～2 岁，以皮肤异常、生长迟缓为首要的临床表现。*LMNA* c.1580G>A 纯合突变的为一对同胞姐弟，以生长迟缓为首要的临床表现。所有研究对象的基因型及其起病年龄、首要表现详见表 1.3。

表 1.3 中国早老症及早老样核纤层蛋白病患者的基因型及一般特征

疾病种类	基因	突变位点	氨基酸改变	纯合/杂合	确诊人数（男：女）	起病年龄	首要表现
经典型HGPS	*LMNA*	c.1824C>T（外显子 11）	G608G	杂合	17（11：6）	出生后 1 个月	皮肤硬肿
非经典型HGPS	*LMNA*	c.1822G>A（外显子 11）	G608S	杂合	1（0：1）	出生后 1 周	皮肤硬肿
	LMNA	c.1968+5G>C（内含子 11）	—	杂合	1（0：1）	5 周岁	生长迟缓
	LMNA	c.1968+3-1968+6del（内含子 11）	—	杂合	1（0：1）	出生后 1 个月	呼吸困难
PL	*LMNA*	c.1579C>T（外显子 9）	R527C	纯合	10（7：3）	出生后 1 岁到 2 岁	皮肤异常、生长迟缓
	LMNA	c.168C>G（外显子 1）	N56K	杂合	1（0：1）	出生后 6 个月	皮肤粗糙、生长迟缓
	LMNA	c.1453_1454delinsAG（外显子 8）	—	杂合	1（1：0）	出生后 1 周岁	皮肤色素沉着
	LMNA	c.139G>T（外显子 1）	A47T	杂合	1（0：1）	不详	不详
	LMNA	c.1580G>A（外显子 9）	R527L	纯合	2（1：1）	出生后 1 周岁	生长迟缓
	LMNA	c.433G>A（外显子 2）	G145L	杂合	1（1：0）	不详	不详
	LMNA	c.407A>G（外显子 2）	D136G	杂合	1（0：1）	出生后 6 月	生长迟缓、特殊面容
	LMNA	c.1489-4C>A（内含子 8）	—	杂合	1（0：1）	出生后 3 月	皮肤干硬、生长迟缓
	LMNA	c.419T>A&c.1016C>T	L140Q & A339V	复合杂合	1（0：1）	13 周岁	生长迟缓
	LMNA	不详	—	—	4（1：3）	不详	不详
	ZMPSTE24	c.743C>T&c.469C>T	P248L & Q157X	复合杂合	1（1：0）	出生后 1 个月	皮肤硬肿、关节僵硬
	ZMPSTE24	c.743C>T&c.1085del	P248L & L362fs*5	复合杂合	1（0：1）	出生后 2 个月	皮肤硬肿、关节僵硬
	ZMPSTE24	c.743C>T&Ex1-10del	P248L & -	复合杂合	1（0：1）	出生后 2 个月	皮肤硬肿、关节僵硬

1.2 早老症的临床及辅助检查的特征

1.2.1 早老症的临床特征

HGPS 儿童通常在出生时表现正常，出生后不久，特别是出生后 1 年内逐渐开始呈现衰老征象[1]，具体如下。

1.2.1.1 皮肤和毛发

皮肤和毛发异常通常是HGPS的初始症状，一般在 12 个月前就明显[8]。最常见的特征为皮肤硬皮样改变、凸显的浅表脉管系统、色素沉着和脱发（如图 1.1）。有研究报告，约 78% 的 HGPS 患儿有皮肤硬皮样改变，常累及腹部和双侧下肢，初次出现的平均年龄为 1.9 个月，24% 患儿在出生时就出现了这些变化。突出的浅表脉管系统则表现为口周紫绀和头皮或/和四肢、躯干有显露的静脉。在硬皮样变化区域观察到色素减退和色素沉着过度。

所有的 HGPS 患儿虽然出生时有正常的毛发，但头几年内头发逐渐脱落（一般从颞部和枕部开始），只留下稀疏的"绒毛样"头发。眉毛也会在出生后最初几年发生脱落，留下非常稀疏的浅色眉毛，而睫毛通常稀疏。所有正常的头发脱落后，指/趾甲通常生长缓慢，易长成异常的形状，有时会裂开，但不会影响手足功能。

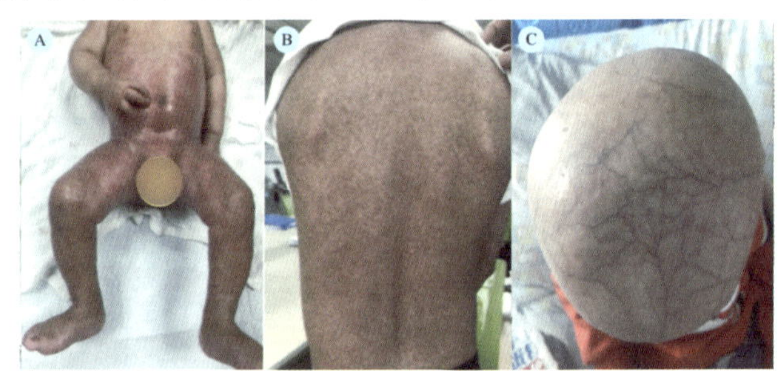

图 1.1　HGPS 患者的皮肤和头皮特征（A 示腹部、双下肢皮肤呈现硬皮样改变；B 示皮肤色素沉着；C 示头皮静脉显露）

1.2.1.2　生长迟缓

生长迟缓是 HGPS 常见的首诊原因。HGPS 患儿在胎儿期和生后早期的发育一般都正常。出生时没有明显的症状，可能与胎儿在早期发育过程中细胞未完全分化时缺乏早老蛋白有关。出生后第 1 年，尤其是出生 3 个月后出现明显的生长迟缓，表现为体重不增甚至下降、身高不长以及全身性脂肪萎缩。有研究显示，HGPS 患儿在 2 个月龄时体重即下降到同年龄、同性别健康儿童生长曲线的第 3 个百分位以下[9]，15 个月龄时身高低于同年龄、同性别健康儿童生长曲线的第 3 个百分位。HGPS 患儿的头围也常低于正常同龄儿童的第 3 个百分位。

1.2.1.3　颅面部和口腔

HGPS 患儿典型的颅面特征包括脱发或头发稀疏、颅面不对称、头骨变薄、眼睛突出、鼻梁狭窄、中下面部比例过小、面部脂肪缺乏和头皮静脉显露（图 1.2）。60% ～ 70% 的患儿呈现尖状腭弓。约 50% 患者的舌系带短而厚，从而导致舌部活动受限。狭窄的气道和僵硬的喉部结构导致发声呈高音。几乎所有的 HGPS 患儿都有口腔及牙齿异常（图 1.2），这可能与患儿下颌骨发育明显延迟及牙齿发育异常有关。下颌骨发育延迟，引起小下颌，进一步导致牙萌出延迟、牙齿拥挤和咬合不良；颞下颌关节活动受限而导致 HGPS 患儿开口困难；与此同时，HGPS 常表现为轻到中度牙周炎，最常缺失的恒牙是第二前磨牙和侧门牙。放射学检查结果表明牙冠和牙根发育不规则。

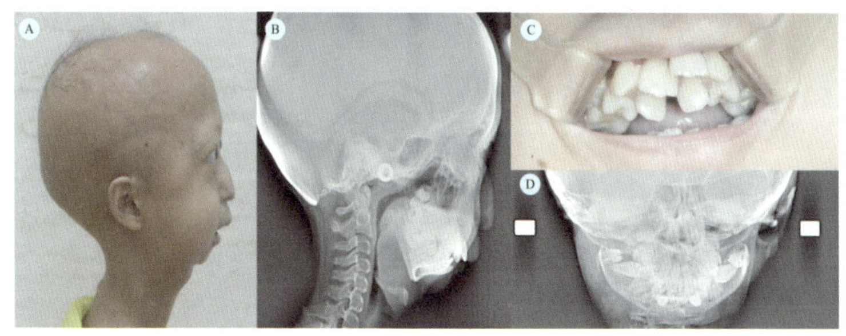

图 1.2　HGPS 患者的颌面部和口腔特征（A 侧位显示小下颌；B 为头颅侧位片，显示小下颌和牙列拥挤；C 为牙列拥挤；D 为牙部正位片，显示牙列拥挤）

1.2.1.4　骨骼和关节

所有的HGPS患儿都有不同程度的骨骼异常和关节畸形，如进行性髋外翻等。这类HGPS特有的骨骼发育不良跟营养不良无关，也不同于老年人的骨质疏松。髋关节发育不良通常是进行性的，可能导致缺血性坏死、髋关节脱位和无法承重。骨骼受累可导致特征性面部外观伴小下颌或下颌内缩，牙列拥挤，鼻梁狭窄，身材矮小。X线下可表现为髋外翻、髋关节发育不良、缺血性坏死、肢端骨溶解、远端指骨溶解（图 1.3）、锁骨小、锁骨远端吸收、肋骨薄、长骨远端干骺端矿化减少等。梨状胸结构和小锁骨可导致可复位的肩关节脱位。

韧带和皮肤变化引起的关节挛缩可限制运动范围（图 1.3B），包括手指、肘部、臀部、膝盖和脚踝在内的多个关节挛缩可能在出生时和（或）以后出现。与同龄人相比，HGPS患儿的骨骼较小，骨密度通常处于中等或偏低的水平。但自发性骨折或骨折的频率并没有明显增高，当发生骨折时，骨骼也愈合良好。

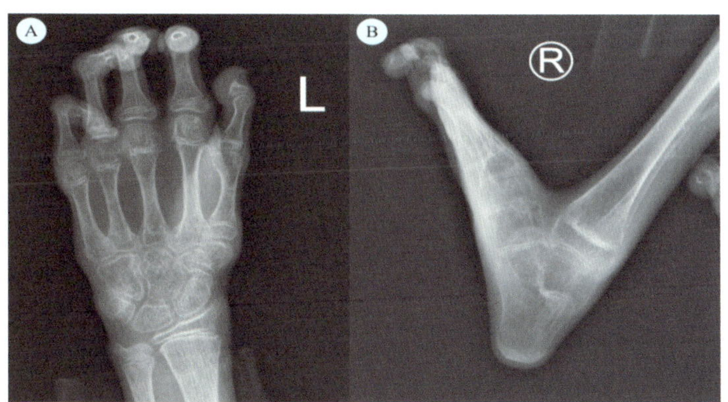

图 1.3　11 岁 10 个月的HGPS患儿的左侧腕骨正位片和右侧踝关节侧位片（骨质密度广泛减低，A示骨龄 13 岁，指骨末端溶解；B 示右踝关节挛缩，趾骨末端溶解）

1.2.1.5　心血管系统[10]

心力衰竭是HGPS患儿死亡的首要原因。尽管HGPS患儿的血脂紊乱并不明显，但是他们仍可发生严重的动脉粥样硬化。左室舒张功能障碍是HGPS患儿所有年龄组中最常见的超声心动图异常，而且该患病率随年龄的增长而增加。其他的心脏异常，包括心肌梗死和主动脉瓣狭窄或反流以及左心室肥厚（图1.4），一般在10多岁后发生。收缩期功能障碍通常出现在疾病后期。心绞痛、劳累时呼吸困难或明显的心力衰竭出现在病程末期。

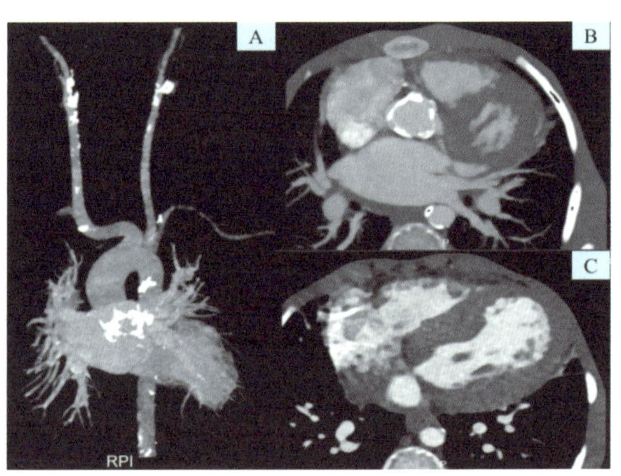

图1.4　HGPS患儿的胸部心脏大血管CT血管造影（A图和B图为三维重建图，显示了主动脉及颈动脉管壁多发钙化灶；C图显示了心脏增大，左心室心肌不均匀增厚）

1.2.1.6　脑血管系统[11]

卒中或其他的脑血管疾病占HGPS儿童死因的10%左右。任何年龄都有发生脑血管事件的可能，脑血管病变通常表现为卒中或短暂性脑缺血发作，以5～10岁常见，最早可发生在4岁，可表现为一侧或双侧面部、手臂或腿突然麻木或无力，构音不全，常伴有头痛、癫痫发作、肢体无力，少数的患儿以精神情绪异常为主要表现。

1.2.1.7　耳朵和眼睛

传导性听力损失在HGPS人群的所有的年龄段都非常普遍，低频听力损失比高频听力损失更普遍[12]。夜间睁眼症（睡眠时无法完全闭上眼睛）很常见[13]。因此，可能出现角膜干燥和混浊。在少数的个体中，角膜溃疡是由暴露性角膜炎引起的。

1.2.1.8　其他方面

（1）约50%的HGPS个体会发生胰岛素抵抗，甚至发生2型糖尿病[14]。

（2）约37.5%的HGPS个体有脂肪肝的表现；约75%的HGPS个体的血高密度脂蛋白较正常值低。

（3）智力发育正常。

（4）免疫功能正常。

（5）肾功能、神经认知功能正常。

（6）在HGPS患儿中肿瘤的发生率并不比正常人群中的肿瘤发生率高。

（7）其他正常衰老的特征如老年人格变化、阿尔茨海默病、老花眼、白内障等在HGPS患儿中都没有被报道。

（8）本病患儿的血小板值通常升高，凝血功能大致正常。

（9）性腺不发育或性发育明显迟缓。大约40%的患者停留在Tanner Ⅰ期，其余患者可发展到Ⅱ期，其特征是长出稀疏的阴毛和（或）乳芽。据估计，60%的HGPS女性患者会经历月经初潮，月经初潮的平均年龄与健康女性的月经初潮的平均年龄并无显著的差异。

1.2.2　早老症的辅助检查

1.2.2.1　营养评估和膳食调查

通过绘制体重和身高曲线来评估患儿的生长发育的情况，调查患儿膳食摄入的情况，指导及调整患儿的饮食。应用双能X线检查评估人体成分的组成（脂肪含量、脂肪分布、肌肉含量等）和骨密度；HGPS患儿的脂肪分布显著异常，肌肉含量也较正常的同龄儿低。在评估骨密度时需按照身高—年龄来校正Z评分。

1.2.2.2　内分泌代谢的评估

定期监测HGPS患儿的血葡萄糖、血清胰岛素、血脂、甲状腺功能及肝脏超声检查等。胰岛素抵抗指数通过胰岛素抵抗稳态模型评估（HOMA–IR）：空腹胰岛素（mU/L）×空腹血糖（mmol/L）/22.5，并定义HOMA–IR>3为胰岛素抵抗（IR）。

1.2.2.3　心电图和超声心动图

HGPS患儿的心脏受累的心电图可表现为长QT间隔，双心室肥大和双心房肥大，较深的Q波、ST–T波和较短的PR间隔等。超声心动图用于评估心室和瓣膜的功能。HGPS患者最普遍的超声心动图异常是左心室舒张功能障碍，其他的超声心动图表现为左心室肥厚、左心室收缩功能障碍和瓣膜疾病（主动脉瓣和主动脉瓣膜增厚、主动脉瓣和二尖瓣狭窄和反流等）。

1.2.2.4　颈动脉超声检查

用颈动脉超声检测颈动脉内膜的厚度，是否存在狭窄阻塞，是否存在动脉粥样斑块等。

1.2.2.5　头颅磁共振成像/磁共振血管成像

定期行头颅磁共振成像/磁共振血管成像及颈部磁共振血管成像检查来评估HGPS患儿的头颅及头颈部血管的情况。HGPS儿童常发生脑部慢性灌注不足，易引起脑白质缺血性损伤。HGPS儿童的脑梗死主要分布在大血管领域，涉及所有的血管区域，并倾向于颈内动脉、大脑中动脉和分水岭区域，大脑后动脉狭窄少见。

1.2.2.6 骨骼及关节X线检查[15]

可有以下异常的表现。

（1）肢端骨质溶解：远端指/趾骨的骨吸收是HGPS最早的影像学表现。

（2）下颌骨发育不良：小颌畸形和下颌后缩。

（3）锁骨吸收：锁骨远端有骨溶解。

（4）肋骨变细、变尖：肋骨细，末端逐渐变尖。

（5）钟形胸：肋骨呈“下垂”状，胸间锥形，使胸部呈“钟形”或“金字塔形”。

（6）髋外翻畸形：股骨颈轴度异常增大（>125°）。

（7）短髋畸形：股骨颈短而宽。

（8）髋膨大畸形：股骨头大而宽，呈非球面状。

（9）髋臼发育不良：髋臼异常浅，导致承重受限，髋关节半脱位，运动范围丧失和骨关节炎。

（10）股骨头缺血性坏死：股骨头失去适量的血液供应，会导致扁平、破碎和软骨下塌陷。

（11）长骨畸形：长骨细长，干骺端宽大呈放射状（肱骨近端，股骨远端，胫骨近端），骨骺大而宽，骨干矿化正常，干骺端和骨骺脱矿质。

（12）肱骨远端肱骨小头增大：肱骨远端外侧的生发中心明显增大。

（13）心血管和软组织钙化：心血管及腹部软组织或四肢指端毛细血管周围簇可能出现钙化。

1.2.2.7 眼部检查

对HGPS患儿进行眼部检查，可发现角膜变薄、角膜破裂、持续角膜溃疡、侵袭性翼状胬肉和继发性角膜瘢痕等，一般无斜视、白内障、青光眼或视网膜色素的变化。通过Oculus眼表综合分析，可发现睑板腺分泌功能差；眼底检查可发现眼底动脉/静脉迂曲。

1.2.2.8 听力检查

建议对所有的HGPS患儿进行声导抗及耳声发射测试，对5周岁以上的HGPS患儿给予纯音听阈测定。大部分的HGPS患儿存在不同程度的、以低频损失为主的传导性听力损失。对中重度听力损失的HGPS患儿行耳内镜检查，可发现外耳道狭窄、鼓膜内陷、镫骨头消失、光锥消失等特征；行颞骨CT检查则可发现乳突气房气化欠佳、颞骨骨质疏松等。

1.2.2.9 智力与社会适应能力的评估

使用韦氏儿童智力量表检测一般智力水平，使用婴儿—初中生社会生活能力量表评估0.5 ～ 14岁儿童的适应性能力，HGPS患儿的智力与社会适应能力的评估一般处于正常的范围。

1.2.2.10 基因检测[1]

（1）单基因检测靶向性分析：拟诊HGPS患者是否存在*LMNA* c.1824C>T突变位点，约90%的HGPS患者有该经典突变类型；如果在靶向分析中未发现致病性突变，则可进行*LMNA*序列分析，应包含*LMNA*全部的外显子和内含子。

（2）多基因Panel检测：多基因Panel应包括*LMNA*、*ZMPSTE24*和其他可能的致病基因。该种检查是识别疾病遗传突变基因性价比高的方法，但会限制识别不确定意义的变异和基因中的致病性变异。

（3）全面的基因组测序：当患儿的临床表型与其他的早衰疾病无法鉴别区分时，则建议选择全面的基因组检测。一般首选全外显子测序，也可选择全基因组测序。

参考文献

[1] GORDON L B，BROWN W T，COLLINS F S. Hutchinson–Gilford progeria syndrome. //ADAM M P，EVERMAN D B，MIRZAA G M，et al. Gene Reviews. Seattle（WA）：University of Washington，1993.

[2] DE SANDRE–GIOVANNOLI A，BERNARD R，CAU P，et al. Lamin a truncation in Hutchinson–Gilford progeria. Science，2003，300：2055.

[3] ERIKSSON M，BROWN W T，GORDON L B，et al. Recurrent de novo point mutations in Lamin A cause Hutchinson–Gilford progeria syndrome. Nature，2003，423：293–298.

[4] MARCELOT A，WORMAN H J，ZINN–JUSTIN S. Protein structural and mechanistic basis of progeroid laminopathies. Febs J，2021，288：2757–2772.

[5] AL–SHALI K Z，HEGELE R A. Laminopathies and atherosclerosis. Arterioscler Thromb Vasc Biol，2004，（24）：1591–1595.

[6] COPPEDÈ F. Mutations involved in premature–ageing syndromes. Appl Clin Genet，2021，14：279–295.

[7] WANG J，YU Q，TANG X，et al. Epidemiological characteristics of patients with Hutchinson–Gilford progeria syndrome and progeroid laminopathies in China. Pediatr Res，2024，95：1356–1362.

[8] LESSEL D，KUBISCH C. Hereditary syndromes with signs of premature aging. Dtsch Arztebl Int，2019，116：489–496.

[9] SHIN J Y，WORMAN H J. Molecular pathology of laminopathies. Annu Rev Pathol，2022，17：159–180.

[10] KATO H，MAEZAWA Y. Atherosclerosis and cardiovascular diseases in progeroid syndromes. J Atheroscler Thromb，2021.

[11] WANG J，YU Q，MA X，et al. Hutchinson–Gilford progeria syndrome complicated with stroke：a report of 2 cases and literature review. Front Pediatr，2022，10：1056225.

[12] SUN J，WANG J，BI J. An analysis of hearing outcomes in children with Hutchinson–Gilford progeria syndrome. Br J Hosp Med（Lond），2024，85：1–16.

[13] MANTAGOS I S，KLEINMAN M E，KIERAN M W，et al. Ophthalmologic features of progeria. Am J Ophthalmol，2017，182：126–132.

[14] KREIENKAMP R，GONZALO S. Metabolic dysfunction in Hutchinson–Gilford progeria syndrome. Cells，2020：9.

[15] TSAI A，JOHNSTON P R，GORDON L B，et al. Skeletal maturation and long–bone growth patterns of patients with progeria：a retrospective study. Lancet Child Adolesc Health，2020，4：281–289.

CHAPTER 2

第2章 早老症发病机制的前沿进展

（傅旭东　李　义）

早老症是一种罕见的常染色体显性遗传病。早老症患者在童年时期就表现出异常快速的衰老特征，其身体衰老的过程比正常人快5～10倍。患者的外貌会呈现出老态，如皮肤松弛、皱纹、脱发等。同时，他们的器官也会迅速衰退，导致生理功能下降。这种病症的显著特征使得早老症患者的生活质量受到严重的影响，且他们的寿命通常较短，大部分的患者会在7～20岁因衰老相关的疾病（如心血管病）而去世。

目前，唯一经美国食品药品监督管理局批准用于治疗早老症的药物（洛那法尼），主要通过作用于变异蛋白Progerin的合成过程来减缓疾病进展。然而，其临床效果并不是十分理想，且存在一系列严重的副作用。

目前，早老症的具体的发病机制仍然未被完全揭示，尤其是早老症突变蛋白如何影响细胞与机体的功能，这也限制了早老症的临床诊治方法的研发。在本章节，我们将详细总结早老症研究的前沿进展，包括分子机制、细胞机制以及前沿技术在早老症机制研究中的应用。这些进展将对未来早老症的新型诊治方法的研发提供方向与思路。

2.1 早老症发病的基因突变的研究进展

2.1.1 经典型HGPS突变

经典型HGPS突变主要是由*LMNA*的G608点突变引起的。*LMNA*基因位于人类染色体1q21.2上，编码核纤层蛋白A（Lamin A）和核纤层蛋白C（Lamin C）。这两种蛋白是细胞核结构的重要的组成部分，它们通过形成核纤层网络来维持细胞核的形态和稳定性，同时参与DNA复制、修复以及基因表达调控等细胞核的功能。

在HGPS患者中，*LMNA*基因发生点突变，主要是位于11号外显子的G608G点突变（甘氨酸密码子GGC变为另一个甘氨酸密码子GGT）。尽管这种突变在氨基酸序列上没有导致变化，但它激活mRNA前体的一个异常的剪接位点[1]。这种异常的剪接导致产生的Prelamin A的mRNA缺失了50个核苷酸，其中包含蛋白酶ZMSPTE24（FACE1）的切割位点，从而翻译出一个截短的、带有异常C端尾巴的Lamin A蛋白，即Progerin[2]，由于Progerin的C端尾巴阻止ZMPSTE24酶对其的法尼基化修饰后的水解过程，导致Progerin无法被正常切割和降解，从而在细胞核膜上积累，介导了细胞的加速衰老[3]。

2.1.2 非经典型HGPS突变

除了经典型HGPS，随着最近研究的进展与深入，许多非经典型HGPS的突变位点也在逐渐被挖掘，目前报道的突变类型已超过数十种。

2.1.2.1 *LMNA*的突变

第一种主要的非经典型HGPS疾病也由*LMNA*突变引起，但这些突变位点与经典型HGPS不同，主要的突变位点包括c.1822G>A（p.Gly608Ser）、c.1821G>A（p.Val607）、c.1968G>A（p.Gln656）、c.1868C>G（p.Thr623Ser）、c.1968 + 1G>C、c.1968 + 1G>A、c.1968 + 2T>A、c.1968 + 5G>A、c.1968 + 5G>C、c.1968 + 2T>C等[3，4]。研究显示，这些非经典型HGPS致病*LMNA*突变也是主要由于*LMNA*基因中11号外显子区发生剪切突变，或者内含子含有产生早老蛋白的突变位点，从而导致早老蛋白的合成，促进细胞与机体加速衰老[5]。

2.1.3 其他的早老症突变

除了HGPS以外，现在逐渐有更多的其他类型的早老症被鉴定出来，包括*BANF1*基因突变引起的早老症、成人早老症（Werner syndrome，WS）、Bloom 综合征（Bloom syndrome，BS）、Cockayne 综合征（Cockayne syndrome，CS）。这些早老症的发病机制通常与HGPS不同。因此，与HGPS相比，它们虽然能加速衰老表型，但也存在自己独有的临床特征。以下介绍几种其他早老症的发病分子机制。

2.1.3.1 *BANF1*基因突变引起的早老症

*BANF1*编码产生由89个氨基酸组成的BAF蛋白，其可形成二聚体并参与核膜组装。*BANF1*的突变导致其蛋白水平下调，造成严重的核层异常，以及与BAF相互作用的emerin的异常分布。其展现的早衰表型部分类似于HGPS疾病，但没有心血管疾病，其生存寿命相对较长[7]。

2.1.3.2 *WRN*基因突变引起的成人早老症

除了儿童早老症，还有其他基因突变引起的早衰，例如成人早老症（Werner syndrome，WS）是罕见的常染色体隐性遗传病，是由*WRN*基因发生突变而导致功能缺失引起，患者在20～30岁开始出现衰老相关的表型，如皮肤皱缩、肌肉萎缩和头发灰白等[8]。

2.1.3.3 Bloom 综合征

Bloom综合征是由*BLM*基因突变导致的单基因常染色体隐性遗传病。该基因编码一种RecQ解旋酶，即RECQ3，在DNA重组修复和复制的过程中起着重要的作用，特别是在DNA双链解开时帮助维持DNA的稳定性。当*BLM*基因发生突变时，会导致其编码的RECQ3蛋白功能失调，导致染色体基因组不稳定，进而影响到细胞修复、细胞分裂和细胞死亡等过程[9]。患者在出生后出现生长迟缓、面部红斑、免疫缺陷、皮肤敏感和癌症易感性增加等。

2.1.3.4 Cockayne综合征

Cockayne综合征是一种罕见的常染色体隐性遗传病，主要的致病基因为*ERCC6*、*ERCC8*，与转录偶联核苷酸切除修复缺陷有关。该病的主要的临床表现有生长缓慢、小头畸形、皮肤光敏感、视听觉损伤、早老面容等[10]。

2.2 早老症发病的细胞分子机制的研究进展

早老症的发病突变可以为我们提供最直接的临床诊治靶点，但是这些突变可能无法直接被靶向治疗检测，或靶向治疗这些突变产物可能会产生严重的副反应。在此情况下，我们有必要进一步了解早老症发病基因或蛋白如何进一步诱导早老症患者的加速衰老与产生其他的临床表型，并从中寻找早老症新型的诊治靶标。近期，早老症发病基因介导衰老损伤的细胞与分子机制的研究取得了一系列的进展。在此，我们将以HGPS为例，详细介绍这些进展。

图2.1为早老症发病的新型细胞分子机制示意图。

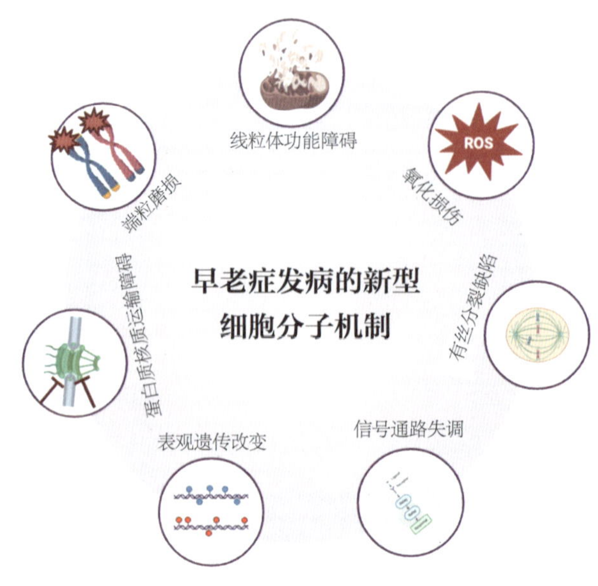

图2.1　早老症发病的新型细胞分子机制示意图

2.2.1 线粒体功能障碍

线粒体在通过氧化磷酸化产生能量的过程中起着至关重要的作用。与正常的细胞相比，HGPS细胞的线粒体功能存在障碍，其具体的特征表现为线粒体形态缺陷、线粒体活动性下降、呼吸受损、活性氧积累和ATP的水平降低[11-14]。

研究表明，Progerin的过量累积导致HGPS细胞中的线粒体功能缺陷，同时，改善线粒体功能损伤能显著缓解HGPS细胞的衰老表型[13，15-18]。例如，靶向线粒体的抗氧化剂亚甲基蓝（methylene blue，MB）显著改善了线粒体功能的缺陷、减少细胞核的异常、核周异染色质的丢失和基因表达的失调[18]。这些研究提示了线粒体功能受损介导了早老症细胞加速衰老的表型。

线粒体功能的维持依赖于其自身合成与降解的稳态平衡，即线粒体生物合成（产生新的线粒体）和线粒体自噬（清除受损的线粒体）的平衡。最新的研究显示，从HGPS患者来源的多潜能干细胞分化成的间充质干细胞具有严重的线粒体自噬损伤。线粒体自噬的减少导致线粒体功能障碍，并引起HGPS患者来源的间充质干细胞中细胞衰老标志物的上调。更重要的是，通过线粒体自噬诱导剂的干预，显著减缓HGPS患者来源的间充质干细胞的与衰老相关的表型，同时也延长早衰小鼠的寿命。这些数据证明线粒体自噬功能在调控HGPS疾病中的重要性[19]。

值得注意的是，虽然HGPS患者的细胞模型与小鼠模型均显现出了明显的线粒体功能障碍，但是HGPS的致病蛋白Progerin引起这些功能障碍的原因尚待进一步探索。有研究指出，影响线粒体合成的基因*PGC–1α*在早老症细胞中的表达量下调，这可能是早老症线粒体障碍受损的原因之一[16，17]，但是Progerin如何导致这些基因表达失衡，以及HGPS细胞中线粒体自噬缺陷的机制，尚待探索。

2.2.2 DNA损伤与端粒磨损

端粒是位于染色体末端的串联重复的DNA序列，通过招募蛋白复合物来防止基因组DNA受损，从而维持基因组的稳定性。最近的研究指出，Progerin可以通过隔离增殖细胞核抗原蛋白（PCNA）并诱导色素性干皮病A组蛋白（XPA）在DNA双链断裂位点发生错位而引起复制叉崩溃，进而驱动DNA损伤反应和细胞周期停止[20]。端粒的G富集区域特别容易受到氧化损伤的影响，进而引起端粒磨损[21]，抑制端粒的DNA损伤反应能改善早老症的疾病表型[22]。

2.2.3 蛋白质核质运输改变

蛋白质通过核孔复合物（nuclear pore complexs，NPC）选择性地进出细胞核。HGPS细胞中最明显的改变之一就是由Progerin积累引起的核被膜（nuclear envelope，NE）改变。NE 通过核骨架和细胞骨架连接体（linker of nucleoskeleton and cytoskeleton，LINC）复合物与细胞骨架物理连接。该复合物提供核内部和细胞质之间的通讯，并且是细胞内核定位所必需的。在HGPS疾病中，Progerin的产生导致层蛋白严重减少。与对照组相比，HGPS细胞核的NE形态更加不规则，组蛋白H3赖氨酸9三甲基化（H3K9me3）、异染色质蛋白1（heterochromatin protein 1，HP1）和层相关多肽2（LAP2）衰减严重，核孔复合物聚集，与细胞骨架的连接不平衡，H2AX的焦点增多，从而导致细胞加速衰老[23-25]。

2.2.4 DNA与核小体表观遗传修饰改变

目前的研究显示，HGPS患者的成纤维细胞表现出转录抑制的外周异染色质的丢失。该丢失伴随着该区域的H3K9me3和H3K27me3减少，以及细胞的H3K27me3甲基转移酶、EZH2和HP1下调[24, 26, 27]。这些变化导致异染色质从核层中分离，进而引起核空间区室化的破坏[28, 29]。相反，异染色质标志物H4K20me3在HGPS细胞中上调，其阻断了端粒的延长[27, 30, 31]。这些异常都会导致细胞的功能失衡与加速衰老。

同时，在HGPS细胞中也观察到异常的DNA甲基化。HGPS成纤维细胞的全基因组CpG甲基化分析显示，与对照组的成纤维细胞相比，HGPS成纤维细胞中有586个差异甲基化的常染色体基因[32]。也有文献表明，HGPS成纤维细胞显示逐渐增加的“DNA甲基化年龄”。该研究小组使用391个基因组位点的甲基化状态来估计生物年龄，结果显示，HGPS细胞的生物年龄与对照组细胞相比显著增加。此研究可能表明HGPS细胞中存在大量需要与衰老相关的DNA甲基化的变化，但这些变化的具体功能尚待揭示[33]。

此外，Lamin A蛋白本身是三维结构LAD（lamina–associated domains）的重要形成蛋白，但是由于HGPS中*LMNA*基因的突变以及Progerin蛋白的产生，细胞中正常的核纤层结构域LAD结构可能会受到影响，整个染色质的三维结构也可能会有显著的变化。最近的研究数据证明，在HGPS细胞中，空间染色质区室化整体丧失，尤其是LAD[27, 28]，以及其对细胞功能的影响尚待揭示。此外，也有研究报道，一种新型早老症中包括LAD在内的染色质三维结构产生显著的变化，并影响了细胞功能[34]。

2.2.5 信号通路失调

研究发现，早老蛋白Progerin在有丝分裂期间会错误定位到不溶性细胞质聚集体和膜中，与胰岛素样生长因子1受体IGF–1R相互作用，并引起其下调，从而损害IGF–1/AKT的信号传导，导致线粒体呼吸受阻、细胞生长减缓和细胞衰老加速[35]。

同时，HGPS中也存在失调的mTOR信号传导。组蛋白乙酰转移酶p300在细胞质和细胞核之间的穿梭对于维持正常的mTOR活性至关重要。研究者发现在HGPS细胞中，p300被更多地滞留在细胞质中，诱导mTOR激活，从而损伤自噬功能，抑制Progerin的降解，同时作为重要的组蛋白乙酰转移酶，细胞核中p300的下调也会造成组蛋白乙酰化异常，进一步影响HGPS疾病[36]。

2.2.6 有丝分裂缺陷

最近的研究发现，作为纺锤体组装检查点的核心组件BUBR1在HGPS细胞衰老的过程中表达下调，仅存的部分通过与早老蛋白的C端结合锚定在核膜上，进一步限制了BUBR1 的功能。研究者开发早老蛋白C端肽（UPCP），阻断了早老蛋白和BUBR1 的结合并通过干扰PTBP1 来上调BUBR1 的丰度。重要的是，UPCP 显著改善HGPS的衰老表型，并延长*Lmna* $^{G609G/G609G}$ 小鼠的寿命，这可能是一种有效的HGPS 治疗策略[37]。

2.2.7 氧化损伤

文献报道，与对照组相比，HGPS细胞中的ROS水平显著升高[38]。Progerin隔离抗氧化蛋白NRF2，从而引起其细胞核错误定位，导致无法激活下游抗氧化通路，同时也造成氧化压力的产生。通过激活NRF2 活性来显著下调氧化损伤，逆转Progerin相关的衰老表型，提示其介导的抗氧化通路是导致早衰的关键因素[39]。氧化损伤也是引起DNA 损伤和端粒缩短的关键因素。

2.3 前沿技术在早老症研究中的应用

近些年，随着CRISPR–Cas9 基因编辑系统、测序等前沿技术的发展，多种新型高通量测序与筛选技术随之被建立，并显著推动了生物医学的研究。这些技术也同样被应用于早老症领域的研究中，显著推动了早老症研究的进展，为早老症提供了新型的研究模型、诊治方法。

2.3.1 单基因编辑技术

刘光慧课题组与合作者使用单碱基编辑技术（base editor，BE）建立儿童早老症灵长类模型。通过显微注射，将第四代BE 系统、BE4max 和靶向*LMNA* 突变位点的gRNA 导入猴受精卵，并成功实现靶向位置从胞嘧啶到胸腺嘧啶的突变。临床表型也观察到其出生 1 个月后表现出典型的早衰特征，包括异常脱发、体重增长缓慢、骨骼生长异常、身体畸形等。通过组织生理学和转录组分析也证实单基因编辑猴再现早老症的临床和分子表征，推动人类早老症的发病机制和临床治疗的研究[40]。

此外，David Liu课题组也利用腺嘌呤碱基编辑器（adenine base editor，ABE），直接纠正早老症患者的成纤维细胞，使致病基因得到 87% ～ 91% 的纠正，RNA 错误剪切减少，早老蛋白产生降低，核异常有显著的缓解。在人类*LMNA* c.1824 C>T 等位基因纯合的转基因小鼠中，注射编码ABE 的AAV9 病毒后显著且持久地纠正致病突变（注射后 6 个月的各器官的突变率约为 20% ～ 60%），恢复正常的RNA 剪切，并降低早老蛋白的产生。更重要的是，体内碱基编辑挽救早衰小鼠的血管病变，保护平滑肌细胞的数量和外膜纤维化，极大延长早衰小鼠的寿命[41]。

2.3.2 体内DNA修复的定量报告系统

HGPS患者表现出多种早衰表型，包括DNA损伤积累和心血管并发症，但其心脏功能障碍及其潜在的机制尚不清楚。在心肌细胞中，Progerin是否导致非同源末端连接（有丝分裂后细胞中主要的双链DNA断裂的修复途径）发生变化，以及是否导致HGPS疾病中的心脏功能障碍，尚未研究清楚。针对此问题，毛志勇课题组成功建立体内非同源末端连接报告小鼠，名为“tg Breaker”，成功实现体内分析HGPS小鼠心脏中的非同源末端连接效率。数据表明，HGPS小鼠心肌细胞中的非同源末端连接通路严重受损，从而触发CHK2的上调，是引起心肌病的关键因素[42]。

2.3.3 SAMMY–seq

SAMMY–seq是一种基于高通量测序的方法，用于分析全基因组异染色质动力学，绘制与Lamin A相关的异染色质区域。通过对早代数的HGPS成纤维细胞进行分析，发现异染色质结构改变，且不伴随H3K9me3变化或沉默LAD的转录激活。这表明染色质重排先于晚代数中H3K9me3的改变。同时，也发现染色质可及性的变化与Polycomb（极为保守的转录抑制因子）调控之间的相互作用，其中存在位点特异性H3K27me3变异和二价基因的转录失调[43]。

2.3.4 Hi–C三维测序分析

Hi–C技术基于染色体构象捕获（chromosome conformation capture）原理，通过捕获基因组中不同区域的物理相互作用，揭示染色质的三维结构和空间组织。Lamin A/C除了作为核结构的成分，还与染色质有着密切的相互作用，在核外围形成核纤层结构域（LAD）。这些关键接触的丢失和增加会导致基因失调，并与多种核纤层蛋白病的发病机制和衰老进程相关[34]。核纤层–染色质的相互作用也促进高阶染色质结构紊乱。通过全基因染色体构象捕获，比较对照细胞与早期和晚期传代HGPS细胞之间空间基因组组织的变化，发现高代数的HGPS细胞中空间染色质区室化的整体丧失[28]。这种全基因组区室化的丧失可能与核纤层–染色质结合的强度有关，并介导了早老症加速衰老的表型[34]。

2.3.5 CRISPR–Cas9介导的全基因组筛选

CRISPR–Cas9介导的全基因组筛选是一种基于CRISPR/Cas9基因编辑技术的高通量筛选方法。CRISPR–Cas9系统由Cas9蛋白和sgRNA（单链向导RNA）组成。sgRNA能够特异性地识别并结合目标DNA序列，而Cas9蛋白则是一种具有核酸内切酶功能的蛋白质，它能够在sgRNA的引导下，对目标DNA序列进行精确的切割。根据研究目的，确定待筛选的基因列表，为每个基因设计多个sgRNA序列，以确保基因能够被有效编辑，将这些sgRNA序列合成并构建成sgRNA文库。将sgRNA文库进行慢病毒包装，以较低的感染复数转导至Cas9表达细胞系中，从特定的条件筛选后的细胞中提取基因组DNA，扩增并进行高通量测序，通过数据分析，确定哪些sgRNA被富集或消耗，从而推断出它们所靶向的基因与筛选表型之间的关系。CRISPR–Cas9 介导的全基因组筛选被广泛用于基因功能的研究和疾病机制的探索。

刘光慧课题组基于团队前期建立的人间充质前体细胞衰老研究体系，利用CRISPR激活（CRISPR activation，CRISPRa）工具介导的基因功能增强筛选技术，对全基因组范围的两万多个蛋白编码基因进行全面排查，系统鉴定人间充质前体细胞的再生因子合集。通过对排名前列的因子开展独立分析，证明这些因子的激活均可延缓人间充质前体细胞的衰老[45]。同时，他们也进行了全基因组范围内基于CRISPR–Cas9 功能丧失的筛选，鉴定出一系列新的促衰因子。其中，他们鉴定出一种组蛋白乙酰转移酶KAT7，其功能的缺失会延缓衰老表型。机制研究发现，KAT7 失活会降低组蛋白H3 赖氨酸 14 的乙酰化程度，从而降低p15 的转录水平，延缓衰老[46]。

2.3.6 单细胞测序技术

单细胞测序技术是指在单个细胞水平上，对基因组、转录组、表观组进行高通量测序分析，揭示单个细胞水平的基因结构和基因表达的状态，反映细胞间的异质性。衰老是逐渐丧失生理完整性，导致功能受损。为了更好地理解衰老的过程，研究者对来自 6 个不同月龄组的雄性和雌性小鼠的 35 万多个细胞进行单细胞测序分析，生成整个小鼠生命周期的单细胞转录图谱，包含来自 23 种组织和器官的数据。多种细胞类型和器官在衰老过程中都发生了细胞特异性的变化，并且不同器官的细胞组成也发生了变化，通过单细胞转录组数据，研究者评估了不同的衰老标志物的细胞类型的特异性的变化，例如细胞衰老、基因组不稳定和免疫系统的改变[47]。单细胞测序技术同样可以应用于早老症患者的样本与研究模型中，为我们揭示早老症中的细胞异质性以及细胞之间的互作信息，从而推进我们对早老症发病机制的理解。

同时，为研究血管功能对系统衰老的影响，研究者在血管内皮细胞特异性表达 $Lmna^{G609G}$ 的小鼠模型中观察到微血管和新生血管的缺陷、加速的衰老和缩短的寿命。通过对小鼠肺内皮细胞进行单细胞测序分析显示炎症反应显著上调。分子机制显示，Progerin的产生与去乙酰化酶Sirt7 相互作用并使其不稳定。通过Sirt7 的过表达，显著改善了内皮细胞中由Progerin引起的炎症反应，同时改善新生血管的形成、缓解衰老相关的表型和延长血管内皮细胞特异性表达 $Lmna^{G609G}$ 的小鼠模型的寿命[48]。

表 2.1 列出了前沿技术在早老症机制中的应用。

表 2.1 前沿技术在早老症机制中的应用

前沿技术	描述	在早老症机制中的应用	参考文献
单基因编辑技术	实现高效且简便的单个碱基的替换编辑	构建不同的早衰模型	[40，41]
体内DNA修复的定量报告系统	体内分析非同源末端连接的效率	检测早老症中DNA的修复损伤	[42]

续表

前沿技术	描述	在早老症机制中的应用	参考文献
SAMMY–Seq	分析全基因组异染色质动力学	解析早老症异染色质的改变	[43]
空间转录组	细胞在组织生理环境下的基因表达	分析HGPS动物模型不同组织的差异变化	[44]
Hi–C三维测序分析	揭示染色质的三维结构和空间组织	揭示早老症的染色质三维结构变化	[28，34]
CRISPR筛选	全基因组范围内功能激活或缺失筛选	筛选调控早老症发展的潜在基因	[45，46]
单细胞测序技术	揭示单个细胞水平的基因结构和基因表达的状态	揭示早老症动物模型不同细胞类型的功能差异的变化	[47，48]

参考文献

[1] ERIKSSON M，BROWN W T，GORDON L B，et al. Recurrent de novo point mutations in Lamin A cause Hutchinson–Gilford progeria syndrome. Nature，2003，423（6937）：293–298.

[2] DE SANDRE–GIOVANNOLI A. Lamin A truncation in Hutchinson–Gilford progeria. Science，2003，300（5628）：2055.

[3] GONZALO S，KREIENKAMP R，ASKJAER P. Hutchinson–Gilford progeria syndrome：a premature aging disease caused by *LMNA* gene mutations. Ageing Res Rev，2017，33：18–29.

[4] BAR D Z，ARLT M F，BRAZIER J F，et al. A novel somatic mutation achieves partial rescue in a child with Hutchinson–Gilford progeria syndrome. J Med Genet，2017，54（3）：212–216.

[5] 余佳，桑艳梅. 儿童早老症研究进展. 中华实用儿科临床杂志，2021，36（2）：3.

[6] JEMIMA B，PATRICIA A W，SARAH E H M，et al. Human *ZMPSTE24* disease mutations：residual proteolytic activity correlates with disease severity. Hum Mol Genet，2012，21（18）：4084–4093.

[7] PUENTE X，QUESADA V，OSORIO F，et al. Exome sequencing and functional analysis identifies BANF1 mutation as the cause of a hereditary progeroid syndrome. Am J Hum Genet，2011，88（5）：650–656.

[8] OSHIMA J，SIDOROVA J M，MONNAT R J. Werner syndrome：clinical features，pathogenesis and potential therapeutic interventions. Ageing Res Rev，2017，33：105–114.

[9] CUNNIFF C，BASSETTI J A，ELLIS N A. Bloom's syndrome：clinical spectrum，molecular pathogenesis，and cancer predisposition. Mol Syndromol，2017，8（1）：4–23.

[10] KARIKKINETH A C，SCHEIBYE–KNUDSEN M，FIVENSON E，et al. Cockayne syndrome：clinical features，model systems and pathways. Ageing Res Rev，2017，33：3–17.

[11] RIVERA–TORRES J，ACÍN–PEREZ R，CABEZAS–SÁNCHEZ P，et al. Identification of mitochondrial dysfunction in Hutchinson–Gilford progeria syndrome through use of stable isotope labeling with amino acids in cell culture. J Proteomics，2013，91：466–477.

[12] FRAGOSO–LUNA A，ASKJAER P. The nuclear envelope in ageing and progeria. Subcell Biochem，2023，102：53–75.

[13] MATEOS J，LANDEIRA–ABIA A，FAFIÁN–LABORA J A，et al. iTRAQ–based analysis of progerin expression reveals mitochondrial dysfunction，reactive oxygen species accumulation and altered proteostasis. Stem Cell Res Ther，2015，6（1）：119.

[14] KANG H T, PARK J T, CHOI K, et al. Chemical screening identifies ROCK as a target for recovering mitochondrial function in Hutchinson–Gilford progeria syndrome. Aging Cell, 2017, 16（3）: 541–550.

[15] CHIANG J C, CHEN W M, NEWMAN C, et al. Lysophosphatidic acid receptor 3 promotes mitochondrial homeostasis against oxidative stress: potential therapeutic approaches for Hutchinson–Gilford progeria syndrome. Antioxidants（Basel）, 2022, 11（2）: 351.

[16] SCOTT M, ARNALDUR H, PANAGIOTIS G, et al. Lamin A/C impairments cause mitochondrial dysfunction by attenuating PGC1 α and the NAMPT–NAD^+ pathway. Nucleic Acids Res, 2022, 50（17）: 9948–9965.

[17] FELICIANO M L, FERNANDO N G, LOURDES M, et al. Rescue of mitochondrial function in Hutchinson–Gilford progeria syndrome by the pharmacological modulation of exportin CRM1. Cells, 2023, 12（2）: 275.

[18] XIONG Z M, CHOI J Y, WANG K, et al. Methylene blue alleviates nuclear and mitochondrial abnormalities in progeria. Aging Cell, 2016, 15（2）: 279–290.

[19] SUN Y Y, XU L, LI Y, et al. Mitophagy defect mediates the aging–associated hallmarks in Hutchinson–Gilford progeria syndrome. Aging Cell, 2024, 23（6）: 14143.

[20] KEITH W, DENISE C, WEILI M, et al. Progerin–induced replication stress facilitates premature senescence in Hutchinson–Gilford progeria syndrome. Mol Cell Biol, 2017, 37（14）: e00659– e00616.

[21] YU T H, SLONE J, LIU W S, et al. Premature aging is associated with higher levels of 8–oxoguanine and increased DNA damage in the Polg mutator mouse. Aging Cell, 2022, 21（9）: 13669.

[22] JULIO A, AGUSTIN S–C, VALERIA C, et al. Inhibition of DNA damage response at telomeres improves the detrimental phenotypes of Hutchinson–Gilford progeria syndrome. Nat Commun, 2019, 10（1）: 4990.

[23] ROBERT D G, DALE K S, MICHAEL R E, et al. Accumulation of mutant Lamin A causes progressive changes in nuclear architecture in Hutchinson–Gilford progeria syndrome. Proc Natl Acad Sci USA, 2004, 101（24）: 8963–8968.

[24] SCAFFIDI P, MISTELI T. Lamin A–dependent nuclear defects in human aging. Science, 2006, 312（5776）: 1059–1063.

[25] CHANG W K, WANG Y X, LUXTON G W G, et al. Imbalanced nucleocytoskeletal connections create common polarity defects in progeria and physiological aging. Proc Natl Acad Sci USA, 2019, 116（9）: 3578–3583.

[26] DAYLE M, DESIREE R, MEEPA L, et al. The mutant form of Lamin A that causes Hutchinson–Gilford progeria is a biomarker of cellular aging in human skin. PLoS One, 2007, 2（12）: 1269.

[27] FLORIAN K, FELIX B, GÜNTER R, et al. Epigenetic deregulation of lamina–associated domains in Hutchinson–Gilford progeria syndrome. Genome Med, 2020, 12（1）: 46.

[28] MCCORD R P, NAZARIO–TOOLE A, ZHANG H Y, et al. Correlated alterations in genome organization, histone methylation, and DNA–Lamin A/C interactions in Hutchinson–Gilford progeria syndrome. Genome Res, 2013, 23（2）: 260–269.

[29] STEENSEL B V, BELMONT A S. Lamin A–associated domains: links with chromosome architecture, heterochromatin, and gene repression. Cell, 2017, 169（5）: 780–791.

[30] LIU B H, WANG Z M, ZHANG L, et al. Depleting the methyltransferase Suv39h1 improves DNA repair and extends lifespan in a progeria mouse model. Nat Commun, 2013. 4: 1868.

[31] SHUMAKER D K, DECHAT T, KOHLMAIER A, et al. Mutant nuclear Lamin A leads to progressive alterations of epigenetic control in premature aging. Proc Natl Acad Sci USA, 2006, 103（23）: 8703–8708.

[32] LIU G H, BARKHO B Z, RUIZ S, et al. Recapitulation of premature ageing with iPSCs from Hutchinson–Gilford progeria syndrome. Nature, 2011, 472（7342）: 221–225.

[33] HORVATH S, OSHIMA J, MARTIN G M, et al. Epigenetic clock for skin and blood cells applied to

Hutchinson–Gilford progeria syndrome. Aging（Albany NY），2018. 10（7）：1758–1775.

[34] JIN W，JIANG S S，LIU X Y，et al. Disorganized chromatin hierarchy and stem cell aging in a male patient of atypical laminopathy–based progeria mandibuloacral dysplasia type A. Nat Commun，2024，15（1）：10046.

[35] JIANG B，WU X，MENG F，et al. Progerin modulates the IGF–1R/Akt signaling involved in aging. Sci Adv，2022，8（27）：0322.

[36] SON M S，PARK S J，BREUSEGEM S Y，et al. p300 nucleocytoplasmic shuttling underlies mTORC1 hyperactivation in Hutchinson–Gilford progeria syndrome. Nat Cell Biol，2024，26（2）：235–249.

[37] ZHANG N，HU Q Y，SUI T T，et al. Unique progerin C–terminal peptide ameliorates Hutchinson–Gilford progeria syndrome phenotype by rescuing BUBR1. Nat Aging，2023，3（2）：185–201.

[38] GABRIELA V，YOUN W C，EARL R S. Effect of progerin on the accumulation of oxidized proteins in fibroblasts from Hutchinson–Gilford progeria patients. Mech Ageing Dev，2010，131（1）：2–8.

[39] KUBBEN N，ZHANG W Q，WANG L X，et al. Repression of the antioxidant NRF2 pathway in premature aging. Cell，2016，165（6）：1361–1374.

[40] WANG F，ZHANG W Q，YANG Q Y，et al. Generation of a Hutchinson–Gilford progeria syndrome monkey model by base editing. Protein Cell，2020，11（11）：809–824.

[41] LUKE W K，MICHAEL R E，CHRISTOPHER W，et al. In vivo base editing rescues Hutchinson–Gilford progeria syndrome in mice. Nature，2021，589（7843）：608–614.

[42] CHEN Y，HUANG S Q，CUI Z，et al. Impaired end joining induces cardiac atrophy in a Hutchinson–Gilford progeria mouse model. Proc Natl Acad Sci USA，2023，120（47）：2309200120.

[43] ENDRE S，FABRIZIA M，FEDERICA L，et al. SAMMY–seq reveals early alteration of heterochromatin and deregulation of bivalent genes in Hutchinson–Gilford progeria syndrome. Nat Commun，2020，11（1）：6274.

[44] MA S，JI Z J，ZHANG B，et al. Spatial transcriptomic landscape unveils immunoglobin–associated senescence as a hallmark of aging. Cell，2024 187（24）：7025–7044.

[45] JING Y B，JIANG X Y，JI Q Z，et al. Genome–wide CRISPR activation screening in senescent cells reveals SOX5 as a driver and therapeutic target of rejuvenation. Cell Stem Cell，2023，30（11）：1452–1471.

[46] WANG W，ZHENG Y X，SUN S H，et al. A genome–wide CRISPR–based screen identifies. Sci Transl Med，2021，13（575）：eabd2655.

[47] CONSORTIUM T M. A single–cell transcriptomic atlas characterizes ageing tissues in the mouse. Nature，2020，583（7817）：590–595.

[48] SUN S M，QIN W F，TANG X L，et al. Vascular endothelium–targeted *Sirt7* gene therapy rejuvenates blood vessels and extends life span in a Hutchinson–Gilford progeria model. Sci Adv，2020，6（8）：5556.

CHAPTER 3

第 3 章 早老症的诊断标准及进展

（王晶晶　胡丽丹）

深入研究早老症的诊断标准及最新进展，无论是对于早期精准识别疾病、及时开展有效的干预，还是推动整个早老症医学研究领域的进步，都具有不可估量的价值。本章节将从早老症的临床诊断方法、疾病标志物的探究，以及这些研究成果在临床研究中的实际应用等多个方面进行深入剖析，致力于为医学专业人士、科研工作者以及关心早老症的各界人士，提供系统性的、全面的且具有深度的专业知识参考。

3.1 早老症的临床诊断标准

3.1.1 临床拟诊标准

如果患儿 1 岁之后出现严重的生长迟缓、硬皮样皮肤改变、脱发、全身性脂肪营养不良、后颌畸形、锁骨远端吸收、指骨末端吸收、髋外翻、乳牙延迟/不完全萌出，但智力发展正常，则可以临床拟诊为 HGPS。美国早老症基金会提出了 HGPS 的拟诊标准[1]，详见表 3.1。

表 3.1　美国早老症基金会的 HGPS 拟诊标准

生长迟缓	面部特征	外胚层发育的情况	骨骼肌肉的特点	其他
身材矮小（<3%）	大头（相对于脸）	出牙、换牙延迟、排列拥挤	髋外翻、曳行步态	高音
低体重（<3%）	长而窄的鼻子	皮肤僵硬、色素沉着	远端指骨骨溶解	低频传导性的耳聋
全身皮下脂肪减少	上下唇薄	秃头/毛发稀疏、眉毛脱落	锁骨短	睡觉时睁眼
	小颌	指甲发育不良	梨状胸	智力正常

3.1.2 确诊标准

通过典型的临床表现，结合基因检测，即可明确做出诊断。

经典型 HGPS 的致病基因：*LMNA* 基因第 11 号外显子 c.1824C>T（p.Gly608Gly）杂合突变。

非经典HGPS的致病基因：*LMNA*基因第11号外显子区或第11号内含子中具有产生早老蛋白的杂合突变位点（但除外第11号外显子c.1824C>T杂合突变）。

3.1.3 鉴别诊断

需要与HGPS鉴别诊断的疾病如下。

3.1.3.1 成人早老症

成人早老症（Werner syndrome，WS）是一种染色体隐性方式遗传的早衰疾病，由*WRN*基因突变引起。WS个体能正常发育至青春期，然后在青春期生长停滞，患者成年后通常比平均身高矮。通常在20多岁时观察到头发脱落/变白、声音嘶哑和硬皮病样皮肤改变，随后在30多岁时出现双侧眼白内障、2型糖尿病、性腺功能减退、皮肤溃疡和骨质疏松症。心肌梗死和癌症是最常见的死亡原因[2]。

3.1.3.2 不典型成人早老症

不典型成人早老症（atypical Werner syndrome，AWS）是一种常染色体显性遗传病，部分由*LMNA*突变引起，主要发生在*LMNA*第5号（20%）或第2号外显子（50%）。AWS患者通常在儿童时期发育正常，但通常由于青少年时期缺乏青春期生长突增而停止生长，因此，缺乏生长突增和身材矮小是AWS最常见的首要症状，约60%的AWS患者在10～20岁之间开始出现初始的临床症状，可能比典型型成人早老症（classial Werner syndrome，CWS）患者更早出现。

3.1.3.3 下颌骨–骶骨发育不良

下颌骨–骶骨发育不良[3]**（mandibuloacral dysplasia，MAD）**是一种罕见的常染色体隐性遗传疾病，以早衰合并脂肪营养不良、骨骼发育异常为其主要的临床特征。根据基因突变的不同，分为两大类：第一类是MADA，由*LMNA*基因突变引起，合并A型脂肪营养不良；第二类是MADB，由*ZMPSTE24*基因突变引起，合并B型全身性脂肪营养不良。MADA和MADB的临床症状通常出现在儿童早期（4～5岁），伴有骨骼、皮肤和脂肪组织改变，其中MADB的体征和症状可在2岁时出现，临床表型也比MADA更严重。MAD的临床表型有（1）颅面异常（下颌发育不全、牙齿过度拥挤、喙状鼻子和突出的眼睛）；（2）骨骼畸形（肢端骨质溶解、关节僵硬、锁骨发育不全）；（3）皮肤变化（色素沉着过度、硬皮病样、脂肪营养不良）；（4）早老样综合征（生长发育迟缓、身材矮小、特殊面容、高音调、脱发、皮肤萎缩和指甲发育不良）。虽然MAD与HGPS的许多的临床症状一致，但两者有所不同，HGPS患者常见的死亡原因是心脏衰竭、动脉粥样硬化等，而MAD患者很少有心脏功能不全。

3.1.3.4 限制性皮肤病

限制性皮肤病[4]**（restrictive dermopathy，RD）**是一种罕见的、致命的常染色体隐性遗传核纤层蛋白病，可以是由*LMNA*基因或*ZMPSTE24*基因突变引起，但大多数因纯合或复合杂合*ZMPSTE24*突变所致。RD患儿产前即有异常的表现，如羊水过多和胎动减少，且早产出生几乎是普遍的。出生时体型小是另一个特点。特征性的临床表现有紧绷、脆弱的皮肤、浅表糜烂或溃疡以及明显的浅表脉管系统。典型的面部特征包括“挤压”的鼻子、低垂的耳朵、小颌或小“O”样嘴。患儿还常合并多发关节挛缩。一系列的临床症状常导致新生儿早产并在出生后几天或几个月内死亡。至今为止，RD是最严重的核纤层蛋白疾病之一。

3.1.3.5 非典型早老综合征

非典型早老综合征[5]（**atypical progeroid syndromes，APS**）与上述4种类型的早老样核纤层蛋白病存在很多的相似点，也由*LMNA*基因或*ZMPSTE24*基因突变引起。这些突变可以是显性的或隐性的，并改变整个蛋白质结构中的残基，引起细胞核层损伤。该损伤与产生早老蛋白的等位基因产生的损伤重叠。临床症状可以很轻，也可以很严重。其特征均为生长迟缓，受累器官与经典型HGPS相同（骨骼、体脂肪、皮肤和头发），但发病年龄不同。

3.1.3.6 Cockayne综合征

Cockayne综合征（**Cockayne syndrome，CS**）是由于*ERCC6*或*ERCC8*的双等位基因致病变异导致，可呈现多种快速衰老的临床特征，包括恶病质侏儒症、严重的神经系统表现、小头畸形和认知缺陷、色素性视网膜病变、白内障、感音神经性耳聋以及行走和喂养困难等，平均寿命约为12岁。

3.1.3.7 Néstor-Guillermo早老综合征

Néstor–Guillermo早老综合征（**Néstor–Guillermo progeria syndrome，NGPS**）是一种罕见的常染色体隐性遗传病，由*BANF1*基因纯合突变所致，常在2岁以后发病。NGPS的临床表现与HGPS相似，包括面容老化、生长迟缓、皮下脂肪减少、四肢细弱和关节僵硬等。其余特征包括脂肪萎缩、骨质疏松症、严重的骨质溶解。此类型的早老症患者没有心血管疾病以及代谢综合征的相关症状，平均寿命也长于其他的早老症患者，并且基因检测并没有*LMNA*或*ZMSPTE24*基因的突变或缺失。

3.2 早老症的关键疾病标志物

3.2.1 Progerin和Lamin A/C

Progerin是一种由*LMNA*基因突变导致的异常的剪接产物，主要由于编码区域的点突变导致剪接位点的改变，从而产生这种异常的Lamin A版本。Lamin A是核纤层的主要的组成部分，正常情况下，它参与维护细胞核结构的完整性和调节基因表达。然而，Progerin 的积累导致核结构的不稳定，影响正常的细胞功能，并触发一系列与老化相关的病理变化，是HGPS的主要的病理机制。

Progerin 的测定对于早老症的诊断至关重要。由于其表达水平与疾病的严重程度和进展呈现高度相关，因此，Progerin可以作为早老症的一个重要的分子标志物。在临床上，血液和其他体液样本在临床上可采用酶联免疫吸附试验定量分析样本中Progerin的含量；细胞组织样本可采用免疫印迹（Western Blot）或定量PCR（qPCR）的方法来进行测定，测量Progerin的水平可以帮助医生评估疾病的活动性及其对治疗的响应。

在治疗策略的开发中，Progerin水平的测定对于评估药物的疗效具有指导意义。例如，Farnesyl转移酶抑制剂（FTI）是一类针对预防Progerin的法尼基化，从而阻止其嵌入细胞核膜，减轻由Progerin引起的病理影响。通过监测治疗前后Progerin的表达水平，可以有效评估此类药物的疗效[6]。

Lamin A/C 是维护细胞核膜结构和功能的主要蛋白，属于层粘连蛋白家族，存在于所有动物细胞的核膜内层，它对于核的形态结构、机械强度以及基因表达的调控至关重要。在早老症等一系列的遗传性疾病中，*LMNA*基因发生突变，导致Lamin A/C的异常表达和功能障碍，从而引起核膜畸形，影响细胞的正常的生理功能[7,8]。

Lamin A/C的异常不仅是早老症的生物标志物，更是疾病发生的直接原因之一。核膜的畸形，如核起伏、裂纹或断裂，直接影响核内环境，进而干扰细胞的基因调控和稳定性。病态的Lamin A/C（如Progerin的积累）是早老症中最典型的细胞病变之一，与疾病的严重程度和进展密切相关。临床上可以采用免疫荧光或免疫印迹对Lamin A/C进行检测。此外，对Lamin A/C的研究不仅帮助我们理解早老症的病理基础，也对其他相关的核结构疾病（如心脏病和肌肉营养不良）提供了深入的见解。

3.2.2 DNA损伤标志物

在早老症和其他与DNA损伤累积相关的疾病研究中，几种关键的DNA损伤标志物起着至关重要的作用。这些标志物包括 γ–H2AX和 53BP1 等，它们都是响应DNA损伤特别是DNA双链断裂的蛋白质，常用于评估细胞内DNA损伤的程度及修复状态[9]。这些标志物的检测有助于揭示早老症患者细胞中DNA损伤的积累以及其与疾病进展的相关性。

γ–H2AX是组蛋白H2AX在Ser139位点磷酸化的形式，是一种在DNA双链断裂点附近迅速形成的标志物。在DNA损伤发生后，大量的 γ–H2AX分子会围绕损伤部位形成磷酸化斑点，这种变化可以通过免疫荧光等方法得到可视化。γ–H2AX的形成是检测DNA损伤和启动修复机制的早期事件，使其成为评估DNA损伤响应及其效率的有力工具[10]。具体见图 3.1。

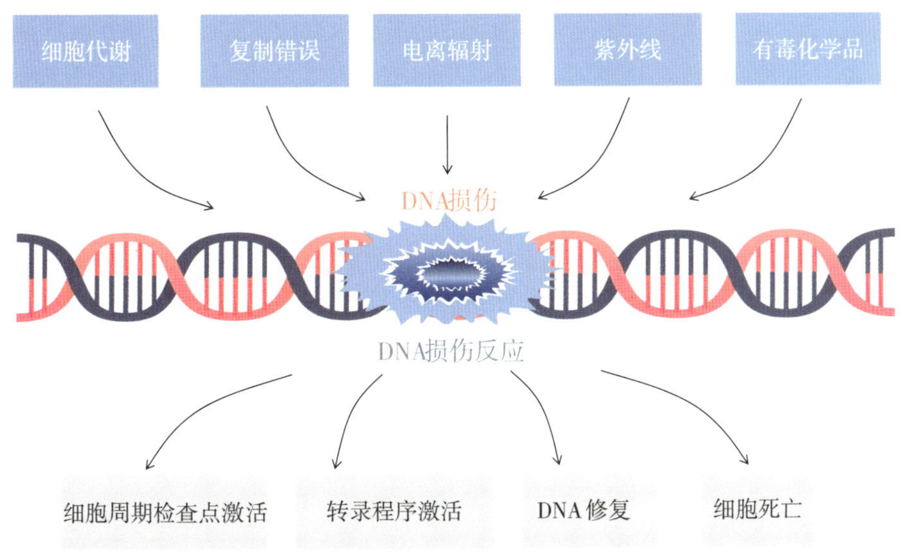

图 3.1 DNA 损伤与应答

53BP1 是另一种关键的 DNA 损伤响应蛋白，主要功能是识别双链断裂并促进 DNA 损伤点的修复[11]。在 DNA 损伤发生时，53BP1 会迁移到损伤部位，与 γ-H2AX 相互作用，帮助稳定损伤区域并防止断裂端的过度处理。在早老症的模型中，53BP1 的异常聚集可能反映了修复机制的失调，这与疾病的发展密切相关[12]。

这些 DNA 损伤标志物的研究不仅有助于理解早老症的分子机制，还对发展潜在的治疗策略具有指导意义。通过评估这些标志物的表达和定位，科研人员可以监控疾病进展和治疗响应，特别是在药物或基因治疗试验中。此外，这些标志物还可以作为预测早老症发展和评估患者预后的生物标志物。总之，这些 DNA 损伤标志物在早老症的诊断、治疗和病理研究中扮演着不可或缺的角色，通过它们的综合评估，可以更全面地理解早老症的复杂的生物学基础。

3.2.3 端 粒

端粒是位于染色体末端的重复序列 DNA 结构，它们在保护染色体的稳定性和细胞的生命周期中扮演着关键角色[13]。在正常的细胞分裂的过程中，由于 DNA 聚合酶的工作特性，端粒会逐渐缩短。然而，在早老症患者中，这种端粒缩短的过程显著加速，与细胞衰老的过程紧密相关（图 3.2）[14]。端粒异常的快速缩短导致细胞早期进入衰老状态或凋亡，这是早老症的典型表现之一。

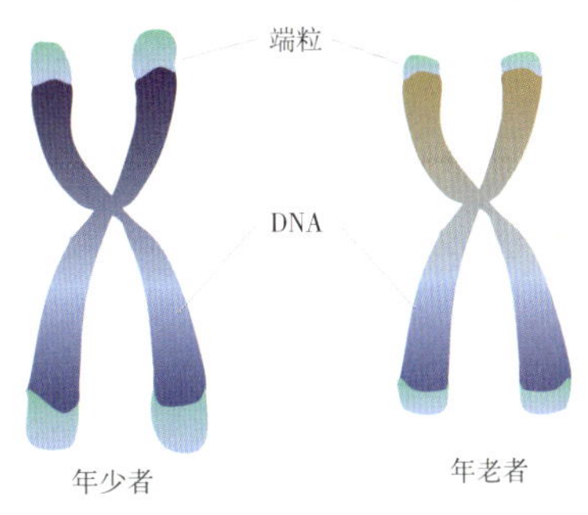

图 3.2 不同人群的端粒差异

端粒长度作为细胞衰老和寿命的一个重要标志物，在多种疾病的研究中具有重要的临床意义[15]。在早老症的情况下，端粒的加速缩短可作为疾病进展的生物标志，有助于医生评估病情的严重程度和发展速度。此外，端粒长度的测量也有助于监测潜在的治疗方法对延缓细胞衰老进程的效果，为早老症及相关疾病的治疗提供参考。端粒缩短的监测不仅对于早老症的诊断和治疗具有指导价值，也为理解细胞衰老的机制提供了重要的视角，进而有助于开发延缓衰老或治疗相关疾病的策略。

3.2.4 衰老分泌相关表型因子

衰老分泌相关表型（senescence-associated secretory phenotype，SASP）是指衰老细胞分泌的一组多样的生物活性分子，包括促炎细胞因子、生长因子、蛋白质酶以及其他可溶性蛋白和外泌体[16]。这些分子在维持细胞和组织的微环境的稳定中发挥重要的作用，但在慢性炎症、组织重塑及相关疾病（如早老症）中也可能导致负面影响。

在早老症中，这些因子的异常高表达加剧了炎症反应，可能加速疾病进程。通过分析SASP因子，研究人员可以更深入地理解早老症的病理机制，尤其是炎症如何影响疾病进展。这些因子的研究帮助揭示了细胞衰老与组织功能衰退之间的联系；监测SASP因子的表达水平可用于评估针对早老症的治疗干预的效果，例如，抗炎治疗或特定的基质金属蛋白酶抑制剂可能有助于调节SASP因子的表达，减轻炎症状态和组织损伤[17]。

总之，SASP因子在早老症的发生发展中扮演着双重角色，既是疾病进展的推动因素，也是潜在的治疗靶点（图3.3）。对这些因子的深入研究不仅能增强我们对早老症病理机制的理解，还能指导临床上的治疗策略，为延缓疾病进程提供可能的手段。

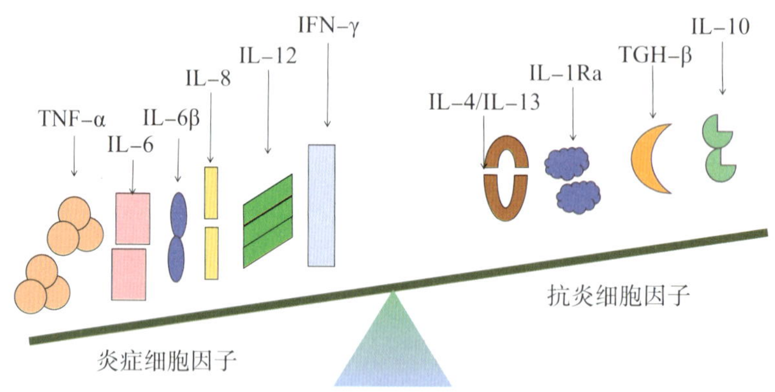

图3.3 人体炎症相关因子

3.2.5 骨密度和骨代谢标志物

早老症患者常伴有骨质疏松症和骨代谢异常，这些变化与衰老过程中的骨量丧失和骨折风险增加密切相关[18,19]。随着年龄的增长，骨密度逐渐下降，尤其是在雌激素水平下降的女性中更加明显。骨质疏松与衰老的关系密切，因此，早老症患者常显示出骨折风险的增加。随着衰老的过程的发展，骨密度的下降使骨折发生的风险增加，尤其是在早老症患者中，往往早期表现出骨质疏松的迹象。骨代谢的异常通常反映了衰老进程中的骨质丧失或过度修复，进而导致骨骼脆弱；同时，HGPS患者与健康人在骨骼结构和几何形状方面也存在巨大的差异。

通过双能X射线吸收法（dualenergy X-ray absorptiometry，DXA）进行骨密度测量。骨密度较低是骨质疏松的标志，常见于与衰老相关的疾病（如早老症）。也可检测骨代谢标志物，如骨钙素（osteocalcin）、去氧吡啶oline（DPD）和骨特异性碱性磷酸酶（B–ALP）。这些标志物反映了骨吸收和骨合成的平衡。刚性是一种结构特性，决定了骨骼承受轴向应力、弯曲和扭转力矩的能力[29]。它是骨组织模量（骨矿物质的作用）的基本结果。

3.2.6 心血管指标

早老症通常伴随着心血管健康的加速衰退，包括动脉硬化、心室肥大等，与年龄匹配和身高匹配的健康儿童相比，早老症患者的收缩压或舒张压升高，心血管健康的恶化是衰老过程中重要的临床表现[18,19,21]。动脉硬化是早老症相关心血管疾病中的一个关键因素，其早期诊断可以通过一系列的检测来实现，如血压测量、脉搏波传导速度、心电图、心脏超声等。这一系列的检查是综合评估心血管健康的重要工具，也是预测诊断早老症发生的必要手段。对于颈内动脉，也在超声波检查中发现狭窄病变。

3.3 早老症的临床研究与疾病标志物的应用

早老症的早期诊断至关重要，能够在病程初期即开始干预，可能显著改善患者的预后。通过检测血液或其他生物样本中的特定标志物，如Progerin和Lamin A/C，可以实现早老症的早期诊断。这些蛋白的异常积累或加工改变是早老症的直接表现，可以通过高灵敏度的分子检测技术（如实时定量PCR、免疫荧光或质谱分析）来定量。其中，无创性检测方法的开发提供了一种对患者干扰最小的疾病监测方式。例如，通过定期检测血浆中Progerin的水平，不仅可以监控疾病的活动性，还可以评估治疗效果[22]。此外，随着科技的进步，其他体液（如尿液和唾液）中的生物标志物检测技术也在发展中，未来可能为早老症提供更多的无创诊断选项。

动态监测特定的标志物，如Progerin、DNA损伤标志物（γ–H2AX、53BP1、Rad51等）及SASP因子（IL–6、TNF–α等），可以详细跟踪早老症的疾病进展。这些标志物的定量变化可以指示疾病的活动阶段和生物学行为，帮助医生制定或调整治疗方案。使用生物标志物监测评估药物的治疗效果，在临床试验和日常管理中都极为重要。例如，洛那法尼和衰老细胞清除剂（Senolytics）等药物的效果可以通过测量治疗前后标志物水平的变化来评估[23]。这种方法可以提供即时反馈，帮助医生优化治疗策略，增强患者治疗的个性化和精准化。

参考文献

[1] GORDON L B，BROWN W T，COLLINS F S. Hutchinson–Gilford progeria syndrome. //ADAM M P，EVERMAN D B，MIRZAA G M，et al. Gene reviews（®）. Seattle（WA）：University of Washington，1993.

[2] KATO H，MAEZAWA Y，TAKAYAMA N，et al. Fibroblasts from different body parts exhibit distinct phenotypes in adult progeria Werner syndrome. Aging，2021，13：4946–4961.

[3] CENNI V，D'APICE M R，GARAGNANI P，et al. Mandibuloacral dysplasia：a premature ageing disease with aspects of physiological ageing. Ageing Res Rev，2018，42：1–13.

[4] MORAIS P，MAGINA S，RIBEIRO M C，et al. Restrictive dermopathy—a lethal congenital laminopathy. Case report and review of the literature. Eur J Pediatr，2009，168：1007–1012.

[5] CARRERO D，SORIA–VALLES C，LÓPEZ–OTÍN C. Hallmarks of progeroid syndromes：lessons from mice and reprogrammed cells. Dis Model Mech，2016，9：719–735.

[6] YANG S H，META M，QIAO X，et al. A farnesyltransferase inhibitor improves disease phenotypes in mice with a Hutchinson–Gilford progeria syndrome mutation. J Clin Invest，2006，116：2115–2121.

[7] AHMED M S，IKRAM S，BIBI N，et al. Hutchinson–Gilford progeria syndrome：a premature aging disease. Mol Neurobiol，2018，55：4417–4427.

[8] ERIKSSON M，BROWN W T，GORDON L B，et al. Recurrent de novo point mutations in Lamin A cause Hutchinson–Gilford progeria syndrome. Nature，2003，423：293–298.

[9] WILLIAMSON J，HUGHES C M，BURKE G，et al. A combined γ–H2AX and 53BP1 approach to determine the DNA damage–repair response to exercise in hypoxia. Free Radic Biol Med,2020（154）：9–17.

[10] BALMUS G，LARRIEU D，BARROS A C，et al. Targeting of NAT10 enhances healthspan in a mouse model of human accelerated aging syndrome. Nat Commun，2018，9：1700.

[11] SCHULTZ L B，CHEHAB N H，MALIKZAY A，et al. p53 binding protein 1（53BP1）is an early participant in the cellular response to DNA double–strand breaks. J Cell Biol，2000，151：1381–1390.

[12] ODA T，GOTOH N，KASAMATSU T，et al. DNA damage–induced cellular senescence is regulated by 53BP1 accumulation in the nuclear foci and phase separation. Cell Prolif，2023，56：e13398.

[13] BLACKBURN E H. Structure and function of telomeres. Nature，1991，350：569–573.

[14] DECKER M L，CHAVEZ E，VULTO I，et al. Telomere length in Hutchinson–Gilford progeria syndrome. Mech Ageing Dev，2009，130：377–383.

[15] MILLS R G，WEISS A S. Does progeria provide the best model of accelerated ageing in humans? Gerontology，1990，36：84–98.

[16] COPPÉ J P，PATIL C K，RODIER F，et al. Senescence–associated secretory phenotypes reveal cell–nonautonomous functions of oncogenic RAS and the p53 tumor suppressor. PLoS Biol，2008，6：2853–2868.

[17] LEE E J，PARK J S，LEE Y Y，et al. Anti–inflammatory and anti–oxidant mechanisms of an MMP–8 inhibitor in lipoteichoic acid–stimulated rat primary astrocytes：involvement of NF–κB，Nrf2，and PPAR–γ signaling pathways. J Neuroinflammation，2018，15：326.

[18] GORDON L B，HARTEN I A，CALABRO A，et al. Hyaluronan is not elevated in urine or serum in Hutchinson–Gilford progeria syndrome. Hum Genet，2003，113：178–187.

[19] OCAMPO A，REDDY P，MARTINEZ–REDONDO P，et al. In vivo amelioration of age–associated hallmarks by partial reprogramming. Cell，2016，167（7）：1719–1733.

[20] GORDON C M，GORDON L B，SNYDER B D，et al. Hutchinson–Gilford progeria is a skeletal dysplasia. J Bone Miner Res，2011，26：1670–1679.

[21] MERIDETH M A, GORDON L B, CLAUSS S, et al. Phenotype and course of Hutchinson–Gilford progeria syndrome. N Engl J Med, 2008, 358: 592–604.
[22] GORDON L B, NORRIS W, HAMREN S, et al. Plasma progerin in patients with Hutchinson–Gilford progeria syndrome: immunoassay development and clinical evaluation. Circulation, 2023, 147: 1734–1744.
[23] GORDON L B, SHAPPELL H, MASSARO J, et al. Association of lonafarnib treatment vs no treatment with mortality rate in patients with Hutchinson–Gilford progeria syndrome. JAMA, 2018, 319: 1687–1695.

CHAPTER 4

第 4 章 早老症的治疗现状与进展

（余琴梅　叶　青）

早老症是一种极为罕见的加速衰老的疾病，患者的身体机能会以远超常人的速度衰退，严重影响其生活质量与预期寿命。目前，针对早老症的治疗策略从多个维度展开探索，涵盖症状管理、靶向治疗、基因治疗以及干细胞技术应用等方面，旨在延长患者的生存期、提升患者的生活品质。以下将详细介绍这些治疗策略的关键进展与发展方向。

4.1 对症治疗：多学科协作的全程管理[1]

4.1.1 生长发育迟缓

早老症患儿常因代谢紊乱和营养吸收障碍而生长迟缓。需采取高热量饮食（同龄儿童的 120% ～ 150%热量），通过少量多餐和添加高热量零食（如坚果酱、全脂乳制品）实现。对吞咽困难者，鼻胃管或胃造瘘术可将能量摄入提升至目标值的 80%以上。需严格避免高糖饮食，是因为其加剧胰岛素抵抗，增加心血管疾病的风险。用生长激素治疗 HGPS 患者可促进其生长发育。Abdenur J E[2] 等对 5 名 HGPS 患者进行了内分泌和代谢测试，其中 3 名患者分别接受了营养支持和生长激素治疗，时间分别为 18 个月、6 个月和 12 个月。患者的身高分别增加至 5.0cm/ 年、7.0cm/ 年和 4.5cm/ 年，同时 IGF–Ⅰ、IGF–Ⅱ和 IGFBP–3 水平分别有升高。

4.1.2 牙齿问题

早老症患者可出现全身性的衰老症状，包括牙齿问题。早老症患儿可出现严重的牙列拥挤和阻碍牙齿萌出，可能需要拔除乳牙以避免牙齿拥挤和两排牙齿的发展。由于恒牙可能生长缓慢或根本不会长出，在恒牙完全或几乎完全长出或下降后，拔除乳牙以为恒牙腾出空间是必要的。拔除乳牙后，恒牙通常会随着时间的推移而移到适当的位置。另外，早老症患儿需加强口腔护理，早期实施含氟牙膏、漱口水以预防龋齿的发生。

4.1.3 皮肤问题

最常见的特征为皮肤硬皮样改变、突显的浅表脉管系统、色素沉着和脱发。户外活动时，建议在包括头部在内的所有的皮肤暴露部位使用防晒霜，保护所有暴露的皮肤区域，包括头部。

4.1.4 骨骼及关节异常

早老症患者常伴有骨关节病变，包括骨关节炎、骨脆性、关节畸形和骨骼发育不良等问题。一般情况下，应鼓励患儿适当进行负重活动（例如步行、奔跑），这有益于维持骨密度的水平。为了保持最佳的骨骼健康，患儿应避免处在人群中，尤其是与体型较大的同龄人一起活动，以减少受伤的风险；避免跳床和弹跳屋等不平坦的表面，这可能会加重髋部发育不良。同时，患儿在饮食中需接受充足的钙和维生素D的摄入，但不建议补充钙剂。针对早老症引起的骨关节问题，目前的治疗策略主要集中在缓解症状、减缓病变进程以及改善患者的生活质量。一旦患儿出现骨关节炎，则其初始治疗包括以恢复运动和肌肉力量的物理疗法和减轻疼痛的消炎药物治疗为主；晚期髋骨关节炎的患儿需要助行器辅助，当患儿无法独立行走时需要坐轮椅；随着关节炎的进展，可以考虑手术替代方法重建受累关节，以形成稳定协调的关节。

4.1.5 心脑血管疾病

心血管并发症是早老症的主要死因。有规律地进行健康的饮食及适当运动是健康的前提，在心血管或神经状态恶化之前（由中风、心绞痛或心脏病引起），应鼓励患儿根据承受能力进行适当的身体活动，是因为考虑到由于关节活动范围限制和髋部问题（如骨关节炎和髋部脱位）可能存在的限制。避免贫血、脱水和高烧，特别是对患有更严重的心血管疾病的个体非常重要。建议保持最佳的口服水合作用。如果脂质谱出现异常，建议使用他汀类药物来降低血脂水平，减缓动脉硬化的进程；通过ACE抑制剂和钙通道阻滞剂来控制高血压，减轻血管的负担；抗血小板药物如阿司匹林可有效预防血栓形成，减少心脏病发作和中风的风险。抗氧化剂治疗提供了一种潜在的干预手段，能够减少自由基的损伤，保护血管内皮。如果发生血管阻塞、短暂性脑缺血发作、中风、心绞痛或心肌梗死，可能需要使用除常规推荐的阿司匹林外的抗凝剂。虽然脂质谱通常是正常的，但如果出现异常，可以实施饮食疗法和他汀治疗。如果出现心绞痛，硝酸甘油通常是有效的。如果有充血性心力衰竭，常规的强心治疗是适当的。一般情况下，麻醉和插管应非常谨慎，最好采用纤维支气管镜插管。早老症患者有后缩下巴、喉部结构僵硬及狭窄且形状异常的气道；此外，因为血管刚性，他们可能对血压波动有极高的敏感性。

4.1.6 眼部问题

患儿出现角膜干燥、浑浊或溃疡，应由眼科医生进行全面评估。暴露性角膜炎可以通过在白天使用眼部润滑剂，在睡眠时使用润肤膏或用皮肤胶带闭合眼睑来治疗。

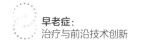

4.1.7 听力问题

早老症患儿往往出现低频传导性听力损失，通常不会干扰日常的生活。在课堂上坐在前排有助于改善听力。必要时可以使用助听器。

4.1.8 遗传咨询及免疫接种

对于有风险的亲属，应提供遗传学咨询和检测，按照常规的接种程序接种所有的疫苗。患儿的免疫接种的处理方式与健康儿童相同。

4.2 特异性治疗：靶向病理核心的突破

HGPS的特异性治疗策略主要包括[3]：1）抑制Prelamin A mRNA 的异常剪切；2）降低异丙烯化和甲基化早老蛋白的毒性水平；3）诱导清除早老蛋白；4）减少与早老蛋白积累相关的有害下游效应。上述的治疗策略目前绝大多数仅限于细胞、动物实验层面（图 4.1）。

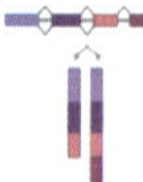

RNA 异常剪接

反义核苷酸；二甲双胍；MG132

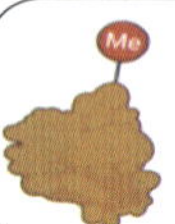

异戊二烯化和甲基化前层粘连蛋白 A 的毒性

法尼基转移酶抑制剂（FTIs）；香叶基香叶基转移酶抑制剂（GGTI）；ZOPRA；单–APs；异戊烯基半胱氨酸甲基转移酶抑制剂

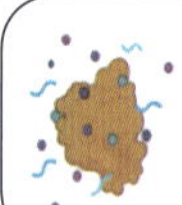

早老蛋白清除

雷帕霉素（Rapamycin）；萝卜硫素（Sulforaphane）；类视黄醇（Retinoids）；MG132

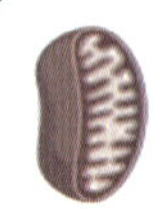

早老蛋白的有害下游效应

岩石抑制剂；DOT1L 抑制剂；N–乙酰半胱氨酸NAC；NRF2 激活：重塑素；焦磷酸PPi；亚甲蓝；维生素D；JH4；水杨酸钠；白藜芦醇

图 4.1　HGPS的特异性治疗策略

4.2.1 抑制Prelamin A mRNA的异常剪切

研究表明，反义寡核苷酸（antisense morpholino）可以阻止致病性*LMNA*剪接，显著减少Progerin的积累及其相关的核缺陷。用这些寡核苷酸治疗携带HGPS突变的转基因小鼠可显著改善其早衰表型，并显著延长其寿命，从而支持用基于反义寡核苷酸的疗法治疗人类加速衰老疾病的有效性[4]。

蛋白酶抑制剂MG132可通过下调SRSF–1和SRSF–5的积累作用，控制Prelamin A mRNA的异常剪接，从而强烈减少早老蛋白的产生。MG132处理改善了细胞的HGPS表型。将MG132注射于*Lmna*$^{G609G/G609G}$小鼠骨骼肌中，可局部降低SRSF–1表达和Progerin水平[5]。

有研究者发现[6]，使用二甲双胍处理HGPS来源的诱导性多能干细胞分化的间充质干细胞时，SRSF1和Progerin的表达均有所降低。此外，多种HGPS体外模型进一步证实了二甲双胍对Progerin的抑制作用，包括人源原代HGPS成纤维细胞、*Lmna*$^{G609G/G609G}$小鼠成纤维细胞，以及经过磷代二胺吗啉寡核苷酸处理以诱导Progerin表达的健康的骨髓间充质干细胞。在功能水平上，二甲双胍的处理改善了与HGPS相关的2种典型的体外表型——核形态异常和HGPS骨髓间充质干细胞的早期成骨分化。

4.2.2 降低异丙烯化和甲基化早老蛋白的毒性水平

洛那法尼（Lonafarnib）是当前唯一可及的治疗早老症及其他的加工缺陷型早老样核纤层蛋白病的特异性药物[7]，可有效减少早老症患儿发生心脏病和中风的可能性，延长早老症患儿的寿命。它是法尼基化转移酶抑制剂，可降低异丙烯化和甲基化早老蛋白的毒性水平。研究显示，洛那法尼还可能通过调节其他的异戊二烯化蛋白（如Ras家族）间接改善血管功能及代谢异常。洛那法尼于2018年获美国食品药品监督管理局突破性疗法的认定，于2020年11月在美国上市，并成为首个获批用于早老症的治疗药物，显著提升了患者的生存率和生活质量。

美国早老症基金会（PRF）通过“Pre–clinical Drug Supply Program”向科研机构免费提供洛那法尼，支持临床前研究及组合疗法的探索。在中国，浙江大学医学院附属儿童医院肾内科，通过浙江省妇女儿童基金会的“为生命接力”公益项目，联合PRF及Eiger公司捐赠价值2000多万元的洛那法尼，帮助中国早老症患儿获得长期的免费治疗。

PRF正推动洛那法尼与其他药物（如他汀类药物、双膦酸盐）的联合应用研究。Zoledronate/Pravastatin可协同作用于法尼基焦磷酸的合成途径。Ⅱ期单中心单臂临床试验结果显示，Zoledronate/Pravastatin可改善HGPS患儿的体重和骨密度，没有严重的副作用；但是在另一项临床试验[8]中，Lonafarnib联合Zoledronate/Pravastatin治疗可协同降低Progerin的水平，与Lonafarnib单药治疗相比，HGPS患儿的骨密度增加，显著改善骨结构、力学性能和软骨结构参数，改善肌肉疾病的骨骼表型，但对颈动脉病变无显著的改善。

近期的一项研究发现，在低浓度法尼基转移酶抑制剂存在的情况下，香叶烯基转移酶抑制剂GGTI［一种蛋白香叶基香叶基转移酶–Ⅰ（GGTase–Ⅰ）抑制剂］会导致前层粘连蛋白A的异常积累。GGTI并非特异性抑制GGTase–Ⅰ，而是通过抑制ZMPSTE24（这是一种锌金属蛋白酶，负责将法尼基化的前层粘连蛋白A转化为成熟的层粘连蛋白A），导致前层粘连蛋白A的积累，GGTI能够强效抑制ZMPSTE24 的活性[9]。在法尼基转移酶抑制的情况下，香叶基转移酶可以增加法尼基转移酶抑制剂以改善类早衰小鼠模型的表型。他汀类药物和氨基二膦酸盐联合使用可有效抑制Progerin和Prelamin A的法尼化和香叶酰化，并显著改善金属蛋白酶ZMPSTE24 缺失小鼠的衰老样表型，包括生长迟缓、体重减轻、脂肪营养不良、脱发和骨缺损。同样，这些老鼠的寿命也大大得到延长了[10]。

研究者使用来自HGPS患者的诱导性多能干细胞系，通过高通量筛选，测试了大量的化学化合物。该方法筛选出了氨基嘧啶类化合物（AP），特别是单氨基嘧啶的化合物Mono–APs。它们靶向法尼基化过程中的 2 个关键酶——法尼基焦磷酸合成酶和法尼基转移酶，并挽救与HGPS相关的体外表型[11]。

研究表明，在体内小鼠模型中，Progerin–Lamin A结合抑制剂（JH4）可以改善HGPS的病理特征，如细胞核变形、患者细胞的生长抑制、寿命极短等。尽管其具有良好的作用，但在体内药代动力学分析中，JH4 被迅速消除。有研究者优化了候选药物Progerinin（SLC–D011）。该化学物质可使$Lmna^{G609G/G609G}$小鼠的寿命延长约 10 周，并使其体重增加。通过口服给药，Progerinin可以延长$Lmna^{G609G/+}$小鼠的寿命约 14 周，而Lonafarnib（法尼基转移酶抑制剂）只能延长$Lmna^{G609G/+}$小鼠的寿命约 2 周。此外，早老素可诱导$Lmna^{G609G/+}$小鼠的组织学和生理改善。这些结果表明，早老素是一种强有力的HGPS候选药物[12]。

4.2.3 诱导清除早老蛋白

雷帕霉素是一种mTOR抑制剂（雷帕霉素类药物），与减缓细胞和机体衰老有关（图4.2）。雷帕霉素治疗可消除核泡，延缓细胞衰老的发生。该药已被批准用于治疗晚期肾母细胞癌等肿瘤性疾病。雷帕霉素还减少了不溶性早老蛋白聚集体的形成，并通过增加细胞自噬，进而诱导清除早老蛋白。雷帕霉素通过增加自噬作用来改善HGPS患者成纤维细胞的细胞表型，并延长Lamin A缺陷小鼠模型的寿命。目前，美国正在进行洛那法尼联合雷帕霉素治疗HGPS的临床试验[13]。

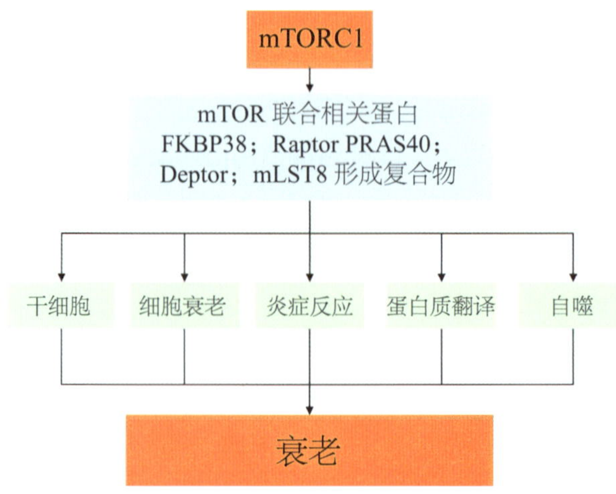

图 4.2　哺乳动物的雷帕霉素靶蛋白复合物（mTORC1）信号通路通过多种细胞过程对衰老产生影响

用源自十字花科蔬菜的抗氧化剂硫烷烯萝卜硫素（sulforaphane，SFN）处理HGPS培养物。研究表明，SFN能够刺激正常的和HGPS的成纤维细胞培养物中的蛋白酶体活性和自噬作用。具体而言，SFN通过自噬增强早老蛋白的清除，并逆转了HGPS的表型变化。

MG132具有自噬激活和剪接调节的双重作用，不仅可通过下调SRSF-1和SRSF-5，抑制Prelamin A mRNA的异常剪接，还可通过巨噬诱导早老蛋白降解，进而抑制早老蛋白的产生。

4.2.4 减少与早老蛋白积累相关的有害下游效应[14]

早老蛋白（Progerin）积累引发的有害效应在早老症中具有关键作用。这些效应包括核形状异常、活性氧（reactive oxygen species，ROS）[14]生成、氧化蛋白积累、线粒体功能障碍、细胞衰老以及NF-κB信号通路的激活（图 4.3）。针对这些有害下游效应，研究者们提出了几种治疗策略，旨在通过减少早老蛋白积累带来的影响来改善早老症的临床表现。重塑蛋白通过减少早老蛋白积累的有害下游效应，已显示出改善细胞核结构的潜力。通过恢复细胞核形态的正常功能，重塑蛋白有望有效缓解因早老蛋白积累而引发的病理性改变，从而延缓细胞衰老的进程[15]。水杨酸钠可抑制NF-κB信号通路。这一通路在早老症中通常会被激活，导致促炎因子的释放，如IL-6和TNF-α，从而引发炎症反应。

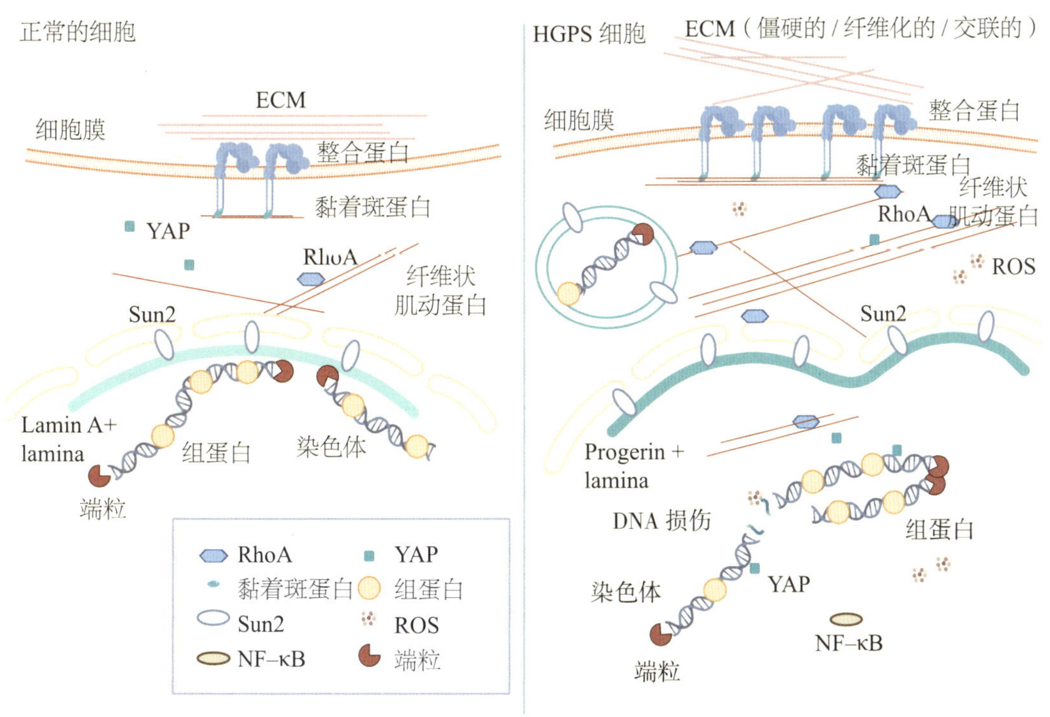

图 4.3 早老蛋白积累所引起的有害效应

通过水杨酸钠抑制NF-κB通路，能够减少这些促炎因子的释放，从而减轻炎症反应，减缓早老症相关的病理进程。NRF2是细胞应对氧化应激的关键转录因子，其再活化可显著降低氧化应激的水平。在早老症的治疗中，通过再激活NRF2，能够减少细胞内ROS的积累，从而减轻氧化损伤，并改善细胞功能。体外的研究表明，Rho相关蛋白激酶抑制剂（ROCK，Y-27632）在治疗HGPS成纤维细胞中表现出显著的效果。使用该抑制剂后，细胞内的ROS水平降低，线粒体功能得到恢复；同时，细胞核形态异常得到缓解，DNA双链断裂减少。这些效果使得ROCK抑制剂成为一个潜在的治疗手段。其他一些药物，如亚甲基蓝、活性维生素D、白藜芦醇和无机焦磷酸盐等，也显示出减轻早老症相关下游效应的潜力。这些药物通过不同的机制，减少氧化应激、改善线粒体的功能或抗炎，从而在早老症的治疗中具有一定的辅助作用。总的来说，减少与早老蛋白积累相关的有害下游效应的治疗策略集中在抑制炎症反应、降低氧化应激、恢复线粒体的功能以及重塑细胞核的结构等方面。通过多靶点的联合治疗，可以有效减缓早老症的进程，改善患者的生活质量。

4.3 基因治疗

基因治疗是唯一可能根治HGPS的方法。研究者曾尝试采用CRSIPR-Cas9技术敲除*LMNA*基因的致病拷贝，但这有破坏*LMNA*基因野生型拷贝的风险，难以运用于临床。2017年，David Liu团队研制了可实现A.T—G.C碱基对转换的新型单碱基编辑器（adenine base editor，ABE）；他们随后的研究证实了ABE在HGPS治疗中的巨大潜能：在低脱靶风险的条件下，ABE能直接逆转早衰小鼠模型中的致病点突变并明显改善模型的多种症状，且单次注射ABE病毒便能显著延长其寿命。当然，这些基因治疗还存在很大的局限性，包括在染色体水平上的脱靶效应，以及与病毒传递系统相关的副作用（基因整合，免疫系统诱导等），临床应用还任重道远。

4.4 干细胞治疗

间充质干细胞具有多向分化和无限增殖等功能，同时还具有调节免疫反应、易获取、来源广泛等特点。近年来，其被应用于各类疾病的治疗中。2016年，中国报道了首例运用胎盘间充质干细胞治疗HGPS的临床研究；14岁的早老症女孩接受了胎盘间充质干细胞治疗，病情得到了缓解，听力和肝功能得到了改善。

参考文献

[1] GORDON L B，HARLING-BERG C J，ROTHMAN F G. Highlights of the 2007 Progeria Research Foundation scientific workshop：progress in translational science. J Gerontol A Biol Sci Med Sci，2008，63（8）：777–787.

[2] ABDENUR J E，BROWN W T，FRIEDMAN S，et al. Response to nutritional and growth hormone treatment in progeria. Metabolism，1997，46（8）：851–856.

[3] CISNEROS B，GARCÍA-AGUIRRE I，DE ITA M，et al. Hutchinson–Gilford progeria syndrome：cellular mechanisms and therapeutic perspectives. Arch Med Res，2023，54（5）：102837.

[4] OSORIO F G，NAVARRO C L，CADIÑANOS J，et al. Splicing–directed therapy in a new mouse model of human accelerated aging. Sci Transl Med，2011，3（106）：106ra07.

[5] HARHOURI K，NAVARRO C，DEPETRIS D，et al. MG132–induced progerin clearance is mediated by autophagy activation and splicing regulation. EMBO Mol Med，2017，9（9）：1294–1313.

[6] EGESIPE A L，BLONDEL S，LO CICERO A，et al. Metformin decreases progerin expression and alleviates pathological defects of Hutchinson–Gilford progeria syndrome cells. NPJ Aging Mech Dis，2016，2：16026.

[7] SUZUKI M，JENG L J B，CHEFO S，et al. FDA approval summary for lonafarnib（Zokinvy）for the treatment of Hutchinson–Gilford progeria syndrome and processing–deficient progeroid laminopathies. Genet Med，2023，25（2）：100335.

[8] CUBRIA M B，SUAREZ S，MASOUDI A，et al. Evaluation of musculoskeletal phenotype of the G608G progeria mouse model with lonafarnib，pravastatin，and zoledronic acid as treatment groups. Proc Natl Acad Sci USA，2020，117（22）：12029–12040.

[9] CHANG S Y，HUDON–MILLER S E，YANG S H，et al. Inhibitors of protein geranylgeranyltransferase–I lead to prelamin A accumulation in cells by inhibiting ZMPSTE24. J Lipid Res，2012，53（6）：1176–1182.

[10] VARELA I，PEREIRA S，UGALDE A P，et al. Combined treatment with statins and aminobisphosphonates extends longevity in a mouse model of human premature aging. Nat Med，2008，14（7）：767–772.

[11] BLONDEL S，EGESIPE A L，PICARDI P，et al. Drug screening on Hutchinson–Gilford progeria pluripotent stem cells reveals aminopyrimidines as new modulators of farnesylation. Cell Death Dis，2016，7（2）：e2105.

[12] KANG S M，YOON M H，AHN J，et al. Progerinin，an optimized progerin–Lamin A binding inhibitor，ameliorates premature senescence phenotypes of Hutchinson–Gilford progeria syndrome. Commun Biol，2021，4（1）：5.

[13] CAO K，GRAZIOTTO J J，BLAIR C D，et al. Rapamycin reverses cellular phenotypes and enhances mutant protein clearance in Hutchinson–Gilford progeria syndrome cells. Sci Transl Med，2011，3（89）：89ra58.

[14] HARHOURI K，FRANKEL D，BARTOLI C，et al. An overview of treatment strategies for Hutchinson–Gilford progeria syndrome. Nucleus，2018，9（1）：246–257.

[15] BALMUS G，LARRIEU D，BARROS A C，et al. Targeting of NAT10 enhances healthspan in a mouse model of human accelerated aging syndrome. Nat Commun，2018，9（1）：1700.

CHAPTER 5

第 5 章 早老症疾病模型的研究

（胡丽丹）

研究早老症不仅有助于理解遗传性衰老的机制，同时也为研究人类的正常衰老的过程提供了模型。近年来，临床和基础研究开发了多种早老症的细胞模型和动物模型，用于探讨早老症的病理机制和潜在的治疗方案。本章节整理了近年来早老症的细胞和动物模型的研究进展，涵盖成纤维细胞、诱导性多能干细胞和基因编辑模型等，并分析了这些模型在揭示早老症机制、检测关键标志物及探索潜在治疗中的应用。

5.1 早老症研究的细胞模型

5.1.1 早老症患者来源的成纤维细胞模型

早老症患者来源的成纤维细胞是最常用的早老症细胞模型。该细胞携带了早老症患者的基因突变，尤其是*LMNA*基因突变，这是早老症的主要的致病因子。该突变导致了Progerin的生成，从而引发细胞核畸变和加速老化等病理特征[1]。

在早老症患者中，这些细胞展示出典型的早衰标志，如细胞核形态异常等（图 5.1A）[2]；HGPS 细胞还表现出其他的缺陷，如细胞增殖减少、基因表达异常、活性氧（ROS）积累、线粒体功能障碍以及和衰老相关的 β 半乳糖苷酶增加等（图 5.1B）[3-5]。ROS 介导的氧化损伤的积累是衰老的一个主要特征[6]。它的发生被认为是由于促氧化剂/抗氧化剂的平衡发生了有利于前者的变化，从而导致大分子层面的损伤，包括 DNA 链断裂、膜离子传输系统、酶和其他蛋白质的损伤以及脂质过氧化[7]。与年龄匹配的对照组相比，HGPS 成纤维细胞的 DCF 荧光明显增加（图 5.1C）[3]。

作为皮肤中的主要细胞，其具有较强的可塑性和增殖能力，相比于脑或心脏等组织细胞，皮肤成纤维细胞相对易于从患者身上采集，并且可以经过体外培养以维持较长的周期，其易获取性使成纤维细胞成为一种理想的、实用的早老症模型；成纤维细胞易于转化为诱导性多能干细胞，这使得研究人员可以通过重编程将这些细胞转化为多种细胞类型（如神经细胞、心肌细胞等），进一步研究早老症对不同组织的影响；此外，由于早老症成纤维细胞在培养过程中会显现加速衰老的特征，研究者可以在相对短的时间内观察到其老化的进程，提高了实验效率。

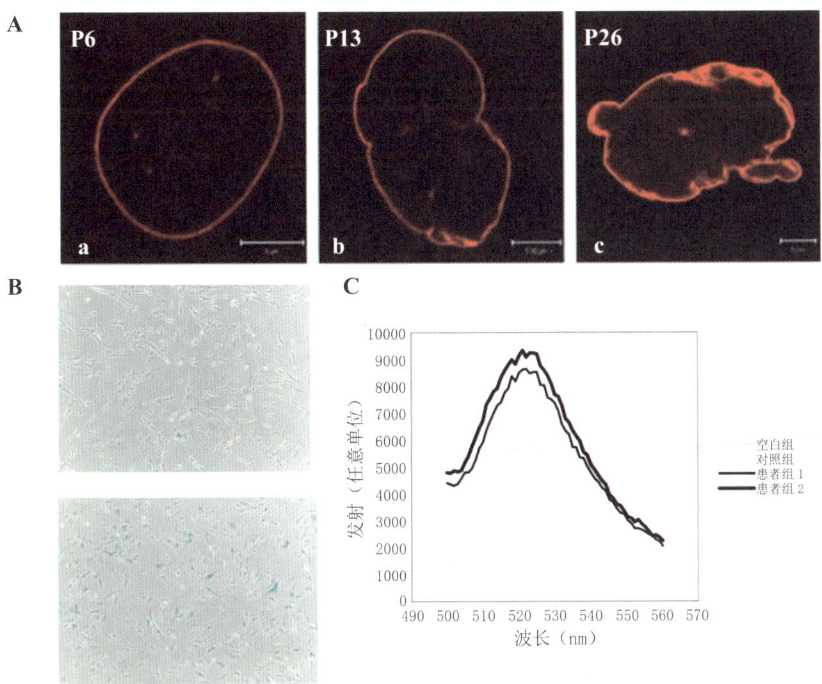

图 5.1 成纤维细胞衰老表型。（A）核膜逐渐变化。（B）年轻（左）和年老（右）成纤维细胞的衰老相关 β 半乳糖苷酶染色。（C）来自早老症患者和年龄匹配对照组的人类成纤维细胞中的ROS水平（DCF-DA荧光检测）

在早老症（如HGPS和成人早老症）患者来源的成纤维细胞研究中，科学家们主要关注其在细胞老化和疾病模型构建方面的作用。此类研究不仅揭示了早老症患者细胞的独特特征，还为新疗法的开发提供了可能性。干建平的研究指出，HGPS患者的成纤维细胞在体外培养中通常只能传代 2 ～ 4 次，显示出显著的细胞老化的特征，并伴随有老年性色素的沉积。这些细胞的生物学行为显现出明显的早衰特征，寿命远低于正常的细胞[8]。贲舒婷等的研究表明，连续传代的成人早老症成纤维细胞会经历快速的端粒缩短，导致细胞过早老化，这一现象揭示了端粒在早老症中起到的关键作用[9]。Viteri等的研究发现，HGPS成纤维细胞中的氧化蛋白质的积累量显著增加，这可能导致细胞损伤并加速老化。

患者来源的成纤维细胞还帮助研究人员解释了诸多的早老症问题。Lemire等的研究指出HGPS皮肤成纤维细胞中的Aggrecan（一种细胞外基质蛋白）表达显著上调，表明HGPS患者的结缔组织中存在显著的结构异常。这种蛋白表达异常可能与早老症患者的皮肤特征（如皮肤过早老化和弹性丧失）有关[10]。有研究比较了HGPS患者的成纤维细胞和正常中老年人的细胞，发现HGPS成纤维细胞在DNA损伤响应蛋白的招募方面表现较慢，表明其DNA的修复能力不足，类似于正常的老化过程。这一研究展示了HGPS细胞的早衰特性，并帮助揭示了其潜在的衰老机制[11]。Cao等的研究发现，Progerin（一种在HGPS

中积累的有害蛋白）和端粒功能障碍会协同引发正常人类的成纤维细胞的衰老过程，研究揭示了Progerin与端粒异常的相互作用，并且这种相互作用可能是导致HGPS发生早衰的原因之一[12]。

成纤维细胞在抗老化、药物筛选等研究中具有广泛的应用，通过对患者来源的成纤维细胞的基因修复、化合物处理等方式，可以评估多种潜在的治疗手段，从而推进早老症的药物开发。有研究发现，植物化合物萝卜硫素可以增强HGPS成纤维细胞中清除Progerin的能力，这表明萝卜硫素可能具有延缓早老症进展的潜力，为未来开发针对早老症的治疗方法提供了思路[13]。研究结果表明，Progerin引起的氧化应激可能是HGPS细胞加速老化的原因之一，并指出抗氧化疗法可能有助于减缓病情的进展[3]。

总之，患者来源的成纤维细胞是研究早老症和攻克早老症难题的重要工具。

5.1.2 早老症患者来源的诱导性多能干细胞

利用诱导性多能干细胞（induced pluripotent stem cells，iPSCs）研究早老症可以在细胞和分子层面探索这种疾病的病理机制，同时为新的治疗策略的开发提供基础。

关于人类衰老的分子机制，大多数的结论仅依赖于相关性，而直接的实验测试通常是不可行的。剖析人类衰老的分子基础的一种方法是研究自然发生的早衰疾病。HGPS是其中最引人注目的疾病之一。Zhang等现在报告了从HGPS细胞中生成诱导性多能干细胞（iPSCs）的情况，为揭示早衰和正常衰老的分子和生理机制提供了一个强大的新工具[14]。通过将来自早老症患者的体细胞转化为iPSCs，研究者可以在体外生成多种类型的细胞，如间充质干细胞、神经细胞、心肌细胞或皮肤细胞，以研究疾病的特征[14]。这些细胞模型展示了早老症的典型特征，如DNA损伤的增加、细胞周期的异常以及细胞衰老标志的提前出现。Zhang等创建了一个HGPS患者的iPSC模型，分析了早老症对血管平滑肌细胞（vascular smooth muscle cells，VSMCs）和间充质干细胞（mesenchymal stem cells，MSCs）的影响。研究发现，HGPS患者的VSMCs表现出细胞凋亡率显著升高，导致血管壁缺陷，从而揭示了HGPS在心血管病变方面的致病机制[14]。HGPS–iPSCs 及其衍生物也将有助于药物研发。目前，治疗 HGPS 的唯一的临床策略是法尼基转移酶抑制剂（FTIs），它能阻止早老素 C 端法尼基团的添加[15]。虽然 FTIs 已被证明能逆转细胞表型，对血管和延长动物模型的寿命有积极的作用，但这种药物的非特异性可能会限制其临床应用。由 HGPS–iPSCs 衍生的线性分化细胞系将为高通量筛选寻找新型的药物提供充足且控制良好的生物材料。

随后，Matrone等研究了由HGPS患者的iPSC分化出的内皮细胞，发现这些内皮细胞在血管功能方面存在显著的缺陷，表现出修复能力下降和氧化应激增加。研究表明，这些细胞在促进血管内皮修复过程中的效率较低，揭示了早老症患者的血管病变是由于内皮细胞的功能障碍所致。这一发现为早老症的血管问题提供了细胞和分子依据，有助于开发针对血管疾病的治疗方法[16]。除此之外，Liu等使用HGPS患者的成纤维细胞生成了iPSC，并使其分化以模拟Progerin的过度表达。研究发现，这些细胞展示出典型的早衰特征，包括核形态异常、增殖能力降低和染色体稳定性下降。通过该模型，研究人员能够在实验中再现HGPS的多种病理表现，证实了Progerin在加速衰老方面的作用[17]。Yingying Sun等利用早老症患者的iPSCs诱导的MSC研究，发现丝裂吞噬缺陷介导了HGPS的与衰老相关的特征[18]。

利用iPSC生成早老症细胞模型，并在其中测试药物是否能改善细胞核形态和细胞存活率，为抗衰老药物的开发提供平台。通过这些方法，iPSC 为研究衰老机制、疾病模型和药物筛选提供了灵活而强大的平台（图 5.2），使科学家能够更深入地探讨衰老的基本的生物学问题和抗衰老治疗的可能性。

未来，随着技术的进步和对早老症机制理解的深入，利用iPSCs的研究将继续为这一领域带来革命性的进展，特别是在精准医疗和个性化治疗方案的开发上。这些研究不仅对早老症的治疗具有重要的意义，也可能为其他相关的衰老疾病提供重要的见解。

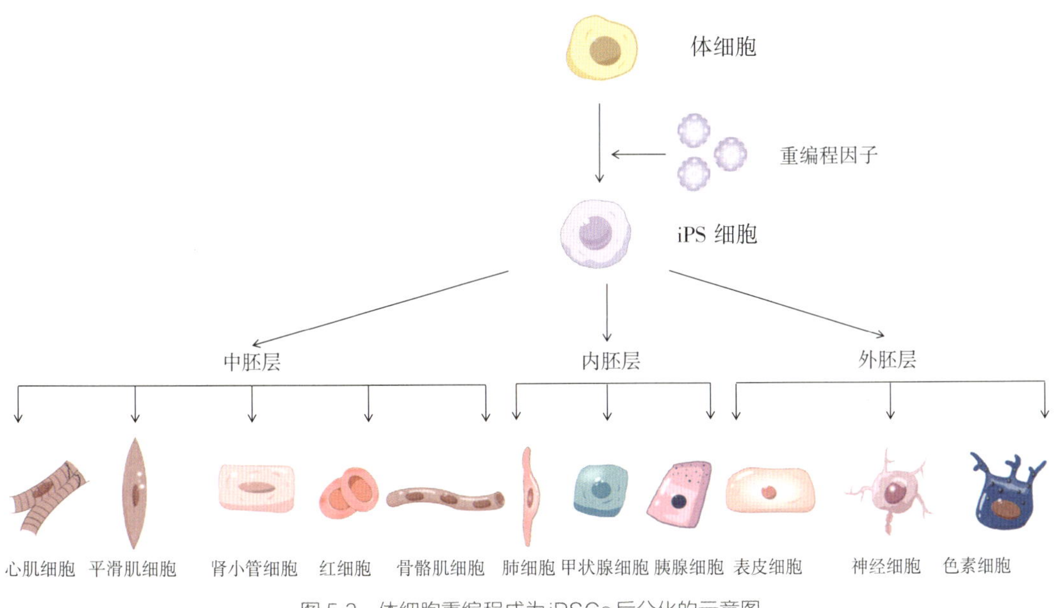

图 5.2　体细胞重编程成为iPSCs后分化的示意图

总之，利用早老症细胞模型进行相关研究，将大大推动早老症研究领域的发展。近年来，随着CRISPR/Cas9 基因编辑技术的发展，它可以在细胞中精确地添加、删除或替换DNA序列（图 5.3）。利用CRISPR/Cas9 基因编辑技术研究早老症，提供了一个精确修改特定基因的方法，从而能够直接研究这些基因变异在早老症发病机制中的作用。使用CRISPR/Cas9 技术在成纤维细胞*LMNA*基因中引入G608G突变及在iPSC中诱导表达Progerin等[19]，随着早衰研究的深入，CRISPR/Cas9 等先进技术会成为建立早衰模型的利器，极大地推动早老症的研究。

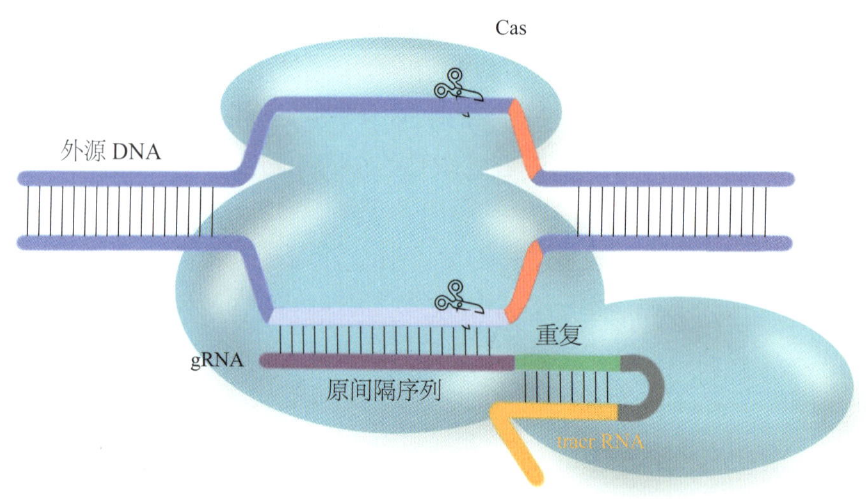

图 5.3　CRISPR/Cas9 基因编辑技术

5.2 早老症研究的动物模型

5.2.1　小鼠模型

早老症小鼠模型在早老症和衰老生物学的研究中具有重要意义。通过这些模型，研究者能够在体内条件下详细观察早衰的细胞和分子机制，揭示基因突变如何引发细胞结构和功能的损伤，从而导致早衰。小鼠模型还用于测试潜在治疗方法的有效性和安全性，例如基因编辑和药物干预，为未来的治疗策略提供科学依据。此外，这些模型在较短的时间内再现了衰老的过程，为理解衰老在不同器官系统中的作用、研究DNA损伤与衰老的关系以及开发抗衰老的干预措施提供了宝贵的实验平台。

5.2.1.1　$Lmna^{G609G}$小鼠模型

*LMNA*基因编码的是核纤层蛋白A和C，参与细胞核的结构和功能。*G609G*突变属于*LMNA*基因的常见突变之一，通常导致结构上核纤层的缺陷，进而影响肌肉细胞的稳定性和功能。为了模拟这些遗传性疾病，研究者们构建了*G609G*小鼠模型。$Lmna^{G609G}$小鼠模型通过在小鼠的*Lmna*基因中引入*G609G*突变，模拟HGPS患者的相同基因突变。该突变导致生成的Lamin A蛋白未完全成熟，形成Progerin蛋白，直接引起细胞核畸变，进而导致细胞功能障碍。这些小鼠表现出典型的早老症状，如体重下降、生存期短、骨骼畸形和组织器官老化、形态差异明显[20]。此外，Hu组也明确肺的异常发展也是这个模型鼠非常明确的衰老表型，且在临床患者中得到验证[21]。

虽然这些小鼠在出生初期正常，但它们在几个月内便开始出现衰老的迹象，特别是在血管和骨骼方面[20, 22]。对胫骨、头骨和脊椎的微计算机断层扫描分析表明，与野生型小鼠相比，突变体小鼠的胫骨显示骨密度和皮质厚度降低，孔隙率增加。此外，突变体小鼠表现出重要的心血管改变，这可能与它们的过早死亡有关。突变体小鼠主动脉弓的VSMC显著减少，而该区域具有广泛的分支并承受着较高的血流动力学压力，突变体小鼠在 9 ～ 15 周龄时逐渐出现心动过缓。因此，该模型也可应用于心血管及骨骼发育等的相关研究[20]。Jackson等利用该模型发现了一种小分子药物 Remodelin，它能通过抑制N–乙酰转移酶 10（NAT10）来改善 HGPS 细胞缺陷，通过化学抑制或基因耗竭等方法在体内靶向 NAT10，可显著提高*G609G*小鼠模型的健康寿命[23]。

5.2.1.2 *Zmpste24* 缺失小鼠模型

*Zmpste24*缺失小鼠模型也称为*Zmpste24*$^{-/-}$小鼠模型，是早老症研究中的一种经典的动物模型。*Zmpste24*基因编码一种锌指蛋白，这是与真核生物核糖体生物合成相关的重要酶。该酶在剪切和加工Prelamin A中起着至关重要的作用。Prelamin A是细胞核外膜重要的组成成分之一，经过*Zmpste24*处理后转变为成熟的Lamin A[24, 25]。*Zmpste24*缺失，导致Prelamin A不能被加工成Lamin A，这会导致细胞核结构异常，继而引发细胞衰老、组织退行性病变和早衰表型，包括毛发稀疏、骨骼畸形、生长缓慢和体重减轻[26]。

研究发现，未成熟的Lamin A积累会破坏细胞核的形态，导致细胞过早老化。该模型还用于评估多种药物（如抗氧化剂）对延缓或改善早老症状的效果，为理解蛋白质处理在细胞健康中的作用提供了重要参考。此外，*Zmpste24*缺失与细胞的氧化应激和炎症反应密切相关，这些因素也被认为是加速衰老过程的原因之一[27]。

*Zmpste24*缺失小鼠模型为早老症的分子机制研究提供了宝贵的工具。这些小鼠的早老症状和人类早老症患者的症状相似，其成为研究衰老机制、评估潜在治疗方案的关键模型。随着基因编辑技术和其他生物技术的发展，*Zmpste24*小鼠模型可能会进一步帮助研究人员理解与衰老相关的疾病，并为治疗策略的开发提供理论基础。

5.2.1.3 *H222P*突变小鼠模型

研究人员通过在*Lamin A/C*基因中引入*H222P*突变，从而创建了*H222P*突变的小鼠模型（$Lmna^{H222P/H222P}$）。这种小鼠表现出与人类患者类似的病理症状，突变体小鼠的体态会发生变化，体重增加变慢，生存周期显著缩短[28]。这种小鼠表现出与人类患者类似的肌肉萎缩症状，类似于Emery–Dreifuss肌营养不良，小鼠的活动能力显著下降。通过不同的药物在该模型上的应用，研究者能够探索潜在的肌肉保护和骨骼肌的修复方法，为肌肉型早老症治疗提供了实验依据[28]。

5.2.1.4 *Ercc1* 缺失小鼠模型

*Ercc1*缺失小鼠模型是研究早老症及DNA修复机制的重要工具。*Ercc1*蛋白质作为核酸内切酶复合体的一部分，对维持DNA的完整性至关重要。缺失该基因会导致DNA修复

缺陷，进而引发细胞加速衰老和组织损伤，出现类似早老症的表型。该模型是通过敲除*Ercc1*基因，导致DNA修复功能的完全丧失，用于研究DNA修复在衰老中的重要性。由于*Ercc1*缺陷干扰了3个或更多的修复途径，导致多种类型的DNA损伤积累，*Ercc1*基因敲除小鼠表现出许多与年龄相关的病理现象，寿命非常短[29]。此外，*Ercc1*突变体小鼠显示出自然衰老的细胞和分子特征，如细胞死亡、多倍体化、细胞衰老、与年龄相关的激素、蛋白质组和代谢特征以及与自然衰老相似的基因表达模式[30-34]。*Ercc1*缺失小鼠揭示了DNA损伤和组织老化之间的关系，证实了DNA修复在维持组织健康中的重要性。该模型对理解遗传不稳定性如何影响衰老具有重大的意义[29]。

早老症小鼠模型具有不可替代的研究价值，为深入理解早老症的病理机制、探索新的治疗方法、研究衰老的分子机制及开发抗衰老的干预措施提供了坚实的基础。这些模型不仅推动了早老症的研究，也为衰老生物学的进展和抗衰老医学的发展提供了重要的支持。

5.2.2 果蝇和线虫模型

早老症的果蝇和线虫模型在研究衰老机制和开发潜在的治疗策略方面提供了宝贵的工具。果蝇（*Drosophila melanogaster*）和线虫（*Caenorhabditis elegans*）作为模型生物，具有生长周期短、基因组简单且易于操作的特点，成为研究早老症病理的理想模型。

5.2.2.1 果蝇模型

有研究针对一种罕见的早老症突变——*BAF*突变进行了深入分析，探讨其对果蝇细胞功能和组织稳态的影响。*BAF*（barrier-to-autointegration factor）蛋白在染色体结构和基因组完整性的维护中起到关键的作用。研究团队在果蝇中引入*BAF*的特定突变，特别是与人类早老症相关的*BAF*突变。随后，通过观察突变果蝇的组织结构、基因组的稳定性和染色体中心体的功能变化，评估*BAF*突变如何影响果蝇的组织稳态和细胞健康[35]。

*BAF*突变的果蝇表现出明显的早衰特征，包括寿命缩短、活动能力下降和细胞功能紊乱。突变导致染色体中心体功能异常，影响了染色体分离的过程，进一步导致基因组的不稳定性增加。果蝇表现出加速组织退化的表型，尤其是在肌肉和神经组织中观察到明显的老化迹象。

该研究表明，果蝇中的*BAF*突变可以成功模拟人类早老症的某些特征。通过分析染色体中心体功能和组织稳态，研究者揭示了*BAF*蛋白在维持基因组的完整性和细胞健康中的重要作用。该果蝇模型为深入理解早老症的分子机制提供了新的研究工具，也为未来的治疗研究提供了方向。

5.2.2.2 线虫模型

BAF–1（barrier-to-autointegration factor 1）在核结构和基因表达调控中扮演着关键的角色，研究团队假设*BAF–1*突变可能会引起类似于人类早老症的表型。研究者通过基因编辑技术在秀丽隐杆线虫（*C. elegans*）中引入与人类早老症相关的*BAF–1*突变，观察该突

变如何影响线虫的基因表达模式和寿命。特别关注DNA修复相关基因的表达和细胞稳态，以验证*BAF-1*突变是否会导致核结构的改变和细胞功能的衰退。突变的线虫表现出加速衰老的特征，寿命明显缩短，且出现与年龄相关的组织损伤。*BAF-1*突变导致了基因表达谱的改变，特别是那些与细胞稳态和DNA修复相关的基因。研究还观察到该突变在线虫中导致核结构不稳定，这与人类早老症中观察到的细胞核畸形具有相似之处[36]。

该研究首次利用线虫模型探讨了*BAF-1*突变如何引发加速衰老和基因表达的变化，提供了早老症的分子机制的新见解。通过线虫模型，研究者可以快速筛选出潜在的治疗靶点，为人类早老症的治疗研究提供了实验依据。

通过这些模型，研究人员能够揭示老化过程中关键的遗传和分子机制，并探索可能的抗衰老和治疗早老症的干预措施。此外，这些模型因其简单和成本效益高而成为研究老化和相关疾病的有力工具，有助于在转向更复杂的哺乳动物模型之前快速验证假说和治疗策略。

参考文献

[1] SCAFFIDI P, MISTELI T. Lamin A-dependent nuclear defects in human aging. Science, 2006, 312（5776）: 1059–1063.

[2] GOLDMAN R D，SHUMAKER D K，ERDOS M R，et al. Accumulation of mutant Lamin A causes progressive changes in nuclear architecture in Hutchinson–Gilford progeria syndrome. Proc Natl Acad Sci USA，2004，101（24）：8963–8968.

[3] VITERI G，CHUNG Y W，STADTMAN E R. Effect of progerin on the accumulation of oxidized proteins in fibroblasts from Hutchinson–Gilford progeria patients. Mech Ageing Dev，2010，131（1）：2–8.

[4] CHEN W M，CHIANG J C，LIN Y C，et al. Lysophosphatidic acid receptor LPA3 prevents oxidative stress and cellular senescence in Hutchinson–Gilford progeria syndrome. Aging Cell，2020，19（1）：e13064.

[5] LIU C，ARNOLD R，HENRIQUES G，et al. Inhibition of JAK–STAT Signaling with baricitinib reduces inflammation and improves cellular homeostasis in progeria cells. Cells，2019，8（10）：1276.

[6] SOSKIĆ V，GROEBE K，SCHRATTENHOLZ A. Nonenzymatic posttranslational protein modifications in ageing. Exp Gerontol，2008，43（4）：247–257.

[7] Cimen M Y B. Free radical metabolism in human erythrocytes. Clin Chim Acta，2008，390（1–2）：1–11.

[8] 千建平. 寿命极限研究的人口学途径. 科技导报，1999（6）：62–64.

[9] 贾舒婷，杨世华，罗瑛. Werner综合征小鼠模型在早衰与肿瘤研究中的应用. 遗传，2009，31（8）：785–790.

[10] LEMIRE J M，PATIS C，GORDON L B，et al. Aggrecan expression is substantially and abnormally upregulated in Hutchinson–Gilford progeria syndrome dermal fibroblasts. Mech Ageing Dev，2006，127（8）：660–669.

[11] ALIPER A M，CSOKA A B，BUZDIN A，et al. Signaling pathway activation drift during aging：Hutchinson–Gilford progeria syndrome fibroblasts are comparable to normal middle–age and old–age cells. Aging（Albany NY），2015，7（1）：26–37.

[12] CAO K，BLAIR C D，FADDAH D A，et al. Progerin and telomere dysfunction collaborate to trigger cellular senescence in normal human fibroblasts. J Clin Invest，2011，121（7）：2833–2844.

[13] GABRIEL D，ROEDL D，GORDON L B，et al. Sulforaphane enhances progerin clearance in Hutchinson–Gilford progeria fibroblasts. Aging Cell，2015，14（1）：78–91.

[14] ZHANG J，LIAN Q，ZHU G，et al. A human iPSC model of Hutchinson Gilford progeria reveals vascular smooth muscle and mesenchymal stem cell defects. Cell Stem Cell，2011，8（1）：31–45.

[15] CAPELL B C，COLLINS F S. Human laminopathies：nuclei gone genetically awry. Nat Rev Genet，2006，7（12）：940–952.

[16] MATRONE G，THANDAVARAYAN R A，WALTHER B K，et al. Dysfunction of iPSC–derived endothelial cells in human Hutchinson–Gilford progeria syndrome. Cell Cycle，2019，18（19）：2495–2508.

[17] LIU G H，BARKHO B Z，RUIZ S，et al. Recapitulation of premature ageing with iPSCs from Hutchinson–Gilford progeria syndrome. Nature，2011，472（7342）：221–225.

[18] SUN Y，XU L，LI Y，et al. Mitophagy defect mediates the aging–associated hallmarks in Hutchinson–Gilford progeria syndrome. Aging Cell，2024，23（6）：e14143.

[19] SANTIAGO–FERNÁNDEZ O，OSORIO F G，QUESADA V，et al. Development of a CRISPR/Cas9–based therapy for Hutchinson–Gilford progeria syndrome. Nat Med，2019，25（3）：423–426.

[20] OSORIO F G，NAVARRO C L，CADIÑANOS J，et al. Splicing–directed therapy in a new mouse model of human accelerated aging.Sci Transl Med，2011，3（106）：106–107.

[21] WANG J，GUAN Y，WANG Y，et al.Disease pathogenicity in Hutchinson–Gilford progeria syndrome mice: insights from lung–associated alterations.Molecular Medicine，2025，31（1）：114.

[22] VARGA R，ERIKSSON M，ERDOS M R，et al.Progressive vascular smooth muscle cell defects in a mouse model of Hutchinson–Gilford progeria syndrome. Proc Natl Acad Sci USA，2006，103（9）：3250–3255.

[23] BALMUS G，LARRIEU D，BARROS A C，et al.Targeting of NAT10 enhances healthspan in a mouse model of human accelerated aging syndrome. Nat Commun，2018，9（1）：1700.

[24] WANG Y，SHILAGARDI K，HSU T，et al.Abolishing the prelamin A ZMPSTE24 cleavage site leads to progeroid phenotypes with near–normal longevity in mice.Proc Natl Acad Sci USA，2022，119（9）：e2118695119.

[25] BABATZ T D，SPEAR E D，XU W，et al. Site specificity determinants for prelamin A cleavage by the zinc metalloprotease ZMPSTE24.J Biol Chem，2021，296：100165.

[26] PENDÁS A M，ZHOU Z，CADIÑANOS J，et al.Defective prelamin A processing and muscular and adipocyte alterations in *Zmpste24* metalloproteinase–deficient mice.Nat Genet，2002，31（1）：94–99.

[27] CHAE J B，PARK C W，LEE H M，et al. Accelerated aging phenotypes in the retinal pigment epithelium of *Zmpste24*–deficient mice.Biochem Biophys Res Commun，2022，632：62–68.

[28] ARIMURA T，HELBLING–LECLERC A，MASSART C，et al.Mouse model carrying *H222P–Lmna* mutation develops muscular dystrophy and dilated cardiomyopathy similar to human striated muscle laminopathies.Hum Mol Genet，2005，14（1）：155–169.

[29] NIEDERNHOFER L J，GARINIS G A，RAAMS A，et al.A new progeroid syndrome reveals that genotoxic stress suppresses the somatotroph axis.Nature，2006，444（7122）：1038–1043.

[30] SCHUMACHER B，VAN DER PLUIJM I，MOORHOUSE M J，et al.Delayed and accelerated aging share common longevity assurance mechanisms.PLoS Genet，2008，4（8）：e1000161.

[31] NEVEDOMSKAYA E，MEISSNER A，GORALER S，et al.Metabolic profiling of accelerated aging ERCC1 d/– mice.J Proteome Res，2010，9（7）：3680–3687.

[32] RAJ D D A，JAARSMA D，HOLTMAN I R，et al. Priming of microglia in a DNA–repair deficient model of accelerated aging.Neurobiol Aging，2014，35（9）：2147–2160.

[33] DE GRAAF E L，VERMEIJ W P，DE WAARD M C，et al.Spatio–temporal analysis of molecular determinants of neuronal degeneration in the aging mouse cerebellum.Mol Cell Proteomics，2013，12（5）：1350–1362.

[34] SCHERMER B，BARTELS V，FROMMOLT P，et al.Transcriptional profiling reveals progeroid *Ercc1*（–/Δ）mice as a model system for glomerular aging.BMC Genomics，2013，14：559.

[35] DUAN T，THYAGARAJAN S，AMOIROGLOU A，et al.Analysis of a rare progeria variant of Barrier–to–autointegration factor in Drosophila connects centromere function to tissue homeostasis.Cell Mol Life Sci，2023，80（3）：73.

[36] ROMERO–BUENO R，FRAGOSO–LUNA A，AYUSO C，et al. A human progeria–associated *BAF–1* mutation modulates gene expression and accelerates aging in *C. elegans*.EMBO J，2024，43（22）：5718–5746.

CHAPTER 6

第 6 章 早老症的代谢特征与干预

（傅旭东　孙莹莹）

早老症是一种极为罕见的遗传性疾病，因其致命性和致残性，在众多罕见病中备受关注。早老症的发病率极低，以HGPS为例，其发病率大约为 1/2000 万[1]。早老症患者的预期寿命通常较短，生理的衰老速度比正常人快 5 ～ 10 倍[2，3]，且该疾病影响多个器官系统，包括皮肤、脂肪和骨骼等[4]。近年来的科学研究逐步揭示了早老症患者的多种发病特征，包括炎症反应、DNA 损伤、表观遗传模式改变，以及导致干细胞资源的枯竭。此外，代谢异常也被揭示为导致早老症患者典型症状的关键因素之一[5]。在本章节，我们将以HGPS为早老症的代表，介绍早老症的关键代谢特征，以及潜在的代谢干预方法。

6.1 HGPS患者的代谢特点

6.1.1 生长迟缓与营养不良

生长迟缓是HGPS患者一个突出的临床特征。这种状况严重影响了患者整体的生长发育，使得他们在体格、体重和骨骼成长等方面显著落后于同龄儿童[6]。通常，HGPS患者从出生后的首年或次年就会展现出生长迟缓的迹象。这些患者的体重增长速度显著减慢，常低于同龄儿童平均水平的 2 个标准差以上。现有的研究证据显示，HGPS 患者体内的生长激素和胰岛素样生长因子–1（IGF–1）水平明显下降，该现象与患者的生长迟缓紧密相关[7]。这些激素在儿童正常的生长发育过程中扮演着至关重要的角色，它们水平的降低可能会导致骨骼和软组织生长受阻。

针对 15 例HGPS 患儿营养状况的一项调查显示，与同龄、同性别儿童的参考能量摄入量相比，这些患儿的营养摄入存在显著不足[8]。具体来说，11 例患儿的能量摄入未能达到推荐水平，10 例患儿的碳水化合物摄入不足，7 例患儿缺乏足够的蛋白质，而 12 例患儿的脂肪摄入不足。此外，钙、镁、铁和锌摄入量不足的情况分别出现在 13 例、13 例、9 例和 10 例患儿身上。这些营养素对于儿童正常的生长发育至关重要，摄入不足可能导致骨骼和软组织的生长受限。相关机制的研究表明，HGPS 患者中 p300 蛋白的核–细胞质穿梭受到干扰，该变化激活了mTORC1信号通路，导致细胞自噬受到抑制、蛋白质合成增加和营养感知失调[9]。mTORC1信号通路的过度激活与细胞生长、新陈代谢和自噬的主要调节因子相关，其失调可能导致患儿对营养的吸收和利用能力下降，进一步加剧营养不良的状况。这些发现不仅揭示了HGPS患儿营养不良的严重性，还提供了关于其潜在代谢机制的重要见解。

6.1.2 脂肪储备减少

HGPS患者的脂肪储备显著减少，去脂体重的比例显著上升，构成了该疾病特征性的代谢异常之一[10]。这种代谢变化不仅体现在患者的外貌上，而且对他们整体的健康状况有着深远的影响[11]。脂肪组织的减少在宏观层面上引发了一系列的功能性问题，例如，由于足跟部位缺乏缓冲的皮下脂肪，患者可能会感到足部疼痛，这影响了他们的行走能力和日常的活动。此外，脂肪组织作为重要的内分泌组织，其减少还会影响体内多种激素的平衡和功能，包括瘦素、脂联素等[12，13]。这些激素在调节能量消耗、食欲、炎症反应和心血管疾病中扮演着关键的角色。

在细胞层面，脂肪储备的减少导致了重要信号分子的变化。这些分子在调节代谢和炎症反应中起着核心作用。例如，瘦素这种主要由脂肪组织产生的激素，对于调节能量消耗和食欲至关重要。在HGPS患者中，瘦素水平的显著下降可能会进一步加剧能量消耗的降低，这与心血管疾病的风险增加有关。因此，瘦素的减少不仅影响患者的代谢健康，还可能对他们的心血管系统构成威胁。

6.1.3 心血管风险激素的变化

绝大多数HGPS患者会因严重的心血管疾病，如心肌梗死和脑卒中而早逝。HGPS患者可能会出现影响心血管健康的激素变化，如血管紧张素（Ang Ⅱ）和内皮素（ET–1）水平的变化[14]，进而增加患心血管疾病的风险。Ang Ⅱ是肾素–血管紧张素–醛固酮系统的关键因素，与高血压、内皮功能障碍、纤维化和炎症相关。而ET–1是一种强效的血管收缩肽，由血管内皮细胞产生，参与血管张力的调节[15]。在HGPS中，这些激素的变化可能与血管病变的形成有关，导致患者出现动脉粥样硬化、血管钙化和心脏病变加速。近年来的研究发现，HGPS患者的心血管表型包括血管平滑肌细胞耗竭、血管钙化和纤维化，以及心脏电生理和功能异常。此外，HGPS小鼠模型的研究显示，这些小鼠表现出与人类患者相似的心血管变化，为研究HGPS的分子机制和开发治疗方法提供了重要的工具。

6.1.4 衰老相关的代谢功能紊乱

HGPS患者中存在着正常的衰老过程中引起的代谢功能紊乱。这些紊乱也介导了早老症的发生与发展。在HGPS患者中，这种代谢异常的表现为能量代谢的紊乱，线粒体功能的障碍，以及与年龄相关的代谢性疾病的风险增加等[16]。

线粒体作为细胞的能量工厂，其功能障碍与衰老密切相关。在HGPS中，线粒体功能与线粒体自噬（mitophagy）的缺陷被证实是介导疾病发展和衰老表征的重要因素[17-19]。线粒体自噬是细胞清除受损伤的线粒体的过程，其缺陷导致线粒体的损伤累积，进而影响细胞的能量代谢和功能。此外，线粒体功能障碍还与氧化损伤的累积有关，这是衰老的自由基理论的基础，可能驱动在早老症患者中加速衰老的表型与丢失器官的功能[20]。

除线粒体功能障碍外，与衰老相关的代谢功能紊乱还涉及多个层面，包括能量代谢失衡、脂质和糖代谢异常[21]。衰老的过程中，代谢综合征的发病率增加，与高血糖、血脂异常、胰岛素抵抗和心血管疾病等紧密相关。这些代谢紊乱不仅影响细胞的能量和物质代谢，还可能通过影响DNA、蛋白质的甲基化修饰、自噬过程以及生物大分子的回收利用等途径，进一步加剧细胞功能的衰退[22]。因此，维持代谢平衡对于细胞和机体的健康至关重要，任何方向上的失调都可能导致细胞缺陷和与衰老相关的疾病的发生。

图 6.1 为早老症的代谢特点。

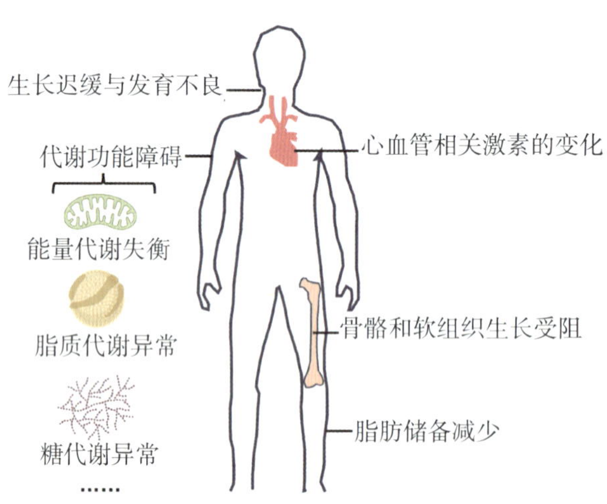

图 6.1　早老症的代谢特点

6.2 HGPS新型靶向代谢干预策略

6.2.1　二甲双胍

二甲双胍（metformin）是一种广泛用于治疗 2 型糖尿病的药物[23]，因其在调节细胞代谢和激活AMP–激活蛋白激酶（AMPK）方面的潜力，正被研究作为治疗HGPS的潜在药物。二甲双胍的作用机制涉及减少富含丝氨酸/精氨酸的剪接因子 1（SRSF1）的表达。SRSF1 是一种控制A型Lamins平衡的RNA结合蛋白，其中包括早老症的致病蛋白Progerin。通过降低SRSF1 的表达，二甲双胍间接减少了Progerin的产生，这可能减轻HGPS的病理特征[24]。在细胞层面，二甲双胍能够改善HGPS细胞的 2 种体外表型：核形态异常和HGPS间充质干细胞（MSCs）的过早成骨分化。这些改善表明二甲双胍可能对HGPS的细胞病理学有一定的干预效果。尽管目前还没有大规模的临床试验结果公布，但二甲双胍在HGPS细胞模型中的研究显示了减少Progerin表达和改善细胞病理缺陷的潜力，这为未来的临床研究提供了基础。

6.2.2 雷帕霉素

雷帕霉素（Rapamycin）是mTORC1信号通路抑制剂，作为一种免疫抑制剂，通常被用于器官移植的患者以防止排斥反应[25]。近年来，它在治疗与衰老相关的疾病，如神经退行性疾病和动脉粥样硬化方面显示出潜力。在HGPS的治疗中，雷帕霉素显示出了显著的效果[26]。研究表明，雷帕霉素能够显著改善HGPS成纤维细胞的细胞表型，并可以通过抑制mTORC1，激活细胞自噬，增强Progerin的降解，从而减少不溶性Progerin聚集体的形成。这些研究表明，雷帕霉素不仅可以用于抗衰老，也有用于治疗HGPS疾病的潜力。

6.2.3 NRF2 激动剂

近期的研究通过高通量siRNA筛查方法，确定NRF2 抗氧化信号通路是HGPS中的一个关键驱动机制[27]。数据表明，早老症致病蛋白Progerin能够隔绝NRF2，导致其亚核错误定位，从而损害NRF2 的转录活性，增加细胞长期氧化的压力。抑制NRF2 活性或提高氧化压力也可以重现细胞内HGPS的老化缺陷，而在HGPS细胞中重新激活NRF2 活性，也可以逆转Progerin相关的核老化缺陷，恢复动物模型中MSCs的体内活力。奥替普拉（Oltipraz）作为一种NRF2 激动剂[28]，已经被美国食品药品监督管理局批准用于治疗脂肪肝和肝纤维化的三期临床试验。研究人员发现这种小分子可以逆转HGPS间充质干细胞加速衰老的表型，并能延缓其在体内的耗竭[27]。这些结果表明，NRF2 通路的异常介导了早老症的发展，而NRF2 通路也是早老症潜在的治疗靶点。

6.2.4 线粒体自噬激活剂

靶向线粒体自噬治疗HGPS是一种新兴的治疗策略，它聚焦于激活细胞内部的线粒体自噬过程，以清除功能失调的线粒体，从而改善细胞健康和延缓细胞衰老。线粒体自噬是细胞清除损伤线粒体的过程，对于维持细胞能量代谢和氧化还原平衡至关重要。在HGPS中，线粒体自噬的功能障碍会导致线粒体功能障碍的累积，进而加剧细胞衰老。因此，通过激活线粒体自噬，可以清除损伤的线粒体，恢复细胞正常的功能，延缓细胞衰老。研究表明，线粒体自噬激活剂（如UMI–77）在HGPS小鼠模型中显示出了显著的治疗效果[29]。使用UMI–77 处理的HGPS小鼠显示出线粒体形态的改善、呼吸功能的增强以及与衰老相关组织学变化的减少。此外，UMI–77 还能减轻HGPS小鼠的主动脉、心脏、肌肉和脾脏等器官的纤维化程度，并在分子层面有效抑制衰老标志物的增加。尤为重要的是，UMI–77 通过诱导线粒体自噬，不仅能够改善HGPS小鼠的健康状况，还能够显著延长其寿命。这些研究成果强调了线粒体自噬在HGPS衰老特征中的关键作用，并提示线粒体自噬可能成为治疗HGPS及与衰老相关的病症的潜在靶点。

6.2.5 ROCK抑制剂

ROCK是一种丝氨酸/苏氨酸蛋白激酶，参与调节细胞形态、迁移和收缩等过程。研究发现，在HGPS中，ROCK的异常激活与细胞核形态的异常和细胞代谢功能障碍有关[30]，并且ROCK抑制剂可以通过对细胞骨架和细胞代谢的调节作用来干预早老症[31]。具体的数据表明，ROCK抑制剂，如Y–27632，能够降低HGPS细胞内的活性氧（ROS）的水平。ROCK通过使Rac1b蛋白的第71位丝氨酸磷酸化，增强了Rac1b与细胞色素C之间的相互作用。这种增强的相互作用会导致细胞内ROS水平上升，并影响细胞色素氧化酶的活性，进而影响细胞的氧化磷酸化。在使用Y–27632处理HGPS细胞后，ROCK的活性被抑制，细胞内的ROS水平显著下降，降低了DNA的损伤水平，可使HGPS细胞异常的细胞核形态得到恢复。在组织层级中，ROCK抑制剂还可以改善HGPS患者的血管功能。血管僵硬和功能障碍是导致HGPS患者早逝的主要原因之一。ROCK抑制剂通过抑制ROCK的活性，可以减少血管平滑肌细胞的收缩，改善血管的顺应性，从而可能对HGPS患者的心血管健康产生正面的影响。

6.2.6 1，25–二羟维生素D_3

1，25–二羟维生素D_3[1，25（OH）$_2D_3$]，也称为骨化三醇，是维生素D的活性形式，通过与维生素D受体（Vitamin D receptor，VDR）结合，在人体中发挥多种生物学效应。在HGPS患者的体内，VDR水平会不断下降，而1，25–二羟维生素D_3能够阻止VDR的丢失，并缓解HGPS的多种早衰的表型[32]。具体的数据指出，1，25–二羟维生素D_3可以通过VDR调节*LMNA*基因的表达水平，从而降低细胞内Progerin的水平。体外的实验表明，持续使用1，25–二羟维生素D_3处理HGPS患者来源的皮肤成纤维细胞后，细胞内Progerin的含量显著降低，改善了DNA损伤修复的能力，减轻了细胞核形态的异常，从而延缓了HGPS细胞的早衰表型表达。这些发现表明，1，25–二羟维生素D_3可能通过调节VDR信号通路，改善HGPS的病理特征。此外，1，25–二羟维生素D_3还可能通过其他机制对HGPS产生积极的影响，包括调节免疫功能、改善细胞增殖的能力、降低细胞内的ROS水平以及提高细胞内的ATP水平等。这些效应可能共同作用，改善HGPS患者的细胞功能和健康状况。

除以上小分子化合物之外，全反式视黄酸、维甲酸等代谢相关化合物也可以降低Progerin的表达或者清除Progerin，从而缓解HGPS的症状[33, 34]。这些小分子具体的作用机制、针对HGPS的治疗效果的总结见表6.1。

表6.1 早老症的HGPS新型靶向代谢干预策略

干预手段	机制	治疗效果	参考文献
二甲双胍	调节代谢，激活AMPK通路	降低Progerin的表达，缓解HGPS细胞的病理缺陷	[23]
雷帕霉素	抑制mTOR通路	使Progerin通过自噬机制被清除	[25]
NRF2激动剂	激活NRF2通路	逆转Progerin相关的核衰老缺陷	[26]
线粒体自噬激活剂	增强线粒体自噬水平	清除损伤的线粒体，恢复细胞的正常功能，延缓细胞和机体衰老	[28]
ROCK抑制剂	抑制ROCK通路	降低胞内的ROS水平，使HGPS细胞异常的细胞核形态得到恢复	[30]
1，25–二羟维生素D_3	阻止VDR丢失，并通过VDR调节*LMNA*基因表达	降低细胞内Progerin的水平，改善DNA损伤修复能力，减轻细胞核形态的异常	[31]

6.3 早老症的新型定向饮食干预策略及其分子机制

6.3.1 特定脂肪酸的摄入

摄入特定的脂肪酸，特别是ω–3多不饱和脂肪酸，包括二十二碳六烯酸和二十碳五烯酸，对于维护心血管的健康和减轻炎症具有显著的影响。这些必需脂肪酸对维持细胞功能至关重要[35]。研究揭示了ω–3脂肪酸通过多种途径促进心血管的健康，例如增强细胞膜的流动性、调整膜上的离子通道、减少血小板的聚集、缓解炎症反应以及发挥抗氧化的效果[36]。这些生理效应有助于控制血脂水平、血压、心脏的收缩与舒张、心脏的电生理特性和动脉的弹性，进而降低心血管疾病的发生风险。

HGPS患者常面临心血管疾病和慢性炎症的问题[37]，而ω–3脂肪酸的抗炎和心血管保护的特性可能对缓解这些症状有所帮助。具体而言，二十二碳六烯酸和二十碳五烯酸能够减少炎症介质，如前列腺素E2（PGE2）的生成，并通过促进消退素的产生和抑制促炎因子来减轻炎症[38]。二十二碳六烯酸在抗炎方面比二十碳五烯酸更为有效，而二十碳五烯酸则在调节促炎和抗炎蛋白平衡方面更为有效。这些研究成果提示，增加ω–3脂肪酸的摄入量，可能对改善HGPS患者的心血管问题和慢性炎症的状况、提升他们的生活品质具有积极的作用。

6.3.2 抗氧化剂的补充

通过饮食补充抗氧化剂，如维生素C（抗坏血酸）、维生素E（生育酚）和硒，有助于减轻氧化损伤并保护细胞免受自由基的伤害[39]。维生素C是一种水溶性维生素，具有强大的抗氧化能力，能够中和自由基，减少氧化应激，常见于苹果、橙子、猕猴桃和西红柿等新鲜的水果和蔬菜中[40]。维生素E是一种脂溶性维生素，主要存在于植物油、菜花和甘蓝等中，能够保护细胞膜不受氧化损伤[41]。硒作为一种关键的微量元素，对谷胱甘肽过氧化物酶的活性至关重要，有助于清除有害的过氧化物，降低氧化应激。补充硒已被证实可以降低丙二醛水平，并增加谷胱甘肽和总抗氧化的能力[42]。在HGPS患者中，Progerin的过度表达会诱导炎症和氧化应激的增加以及持续的DNA损伤。抗氧化剂的补充不仅能通过减少氧化应激来保护心血管系统，降低动脉粥样硬化的风险，而且还能通过激活NRF2等转录因子[27]，增强内源性抗氧化防御网络的能力，进一步减轻氧化损伤。

6.3.3 补充NAD^+前体

NAD^+（烟酰胺腺嘌呤二核苷酸）在细胞内扮演着重要的角色，它不仅是细胞能量代谢的关键辅酶，还涉及DNA修复、细胞应激反应和细胞衰老等过程[43]。

在HGPS中，ROS水平升高是一个重要的特征，这会导致氧化应激增加，进而对细胞内的大分子造成损伤[44]。NAD^+的水平是细胞内对抗ROS的重要机制：一方面，NAD^+可以通过激活SIRT1等在内的NAD依赖性脱乙酰酶，增加抗氧化酶的转录；另一方面，NAD^+与NADH之间的平衡也调控了ROS的生成。在HGPS患者中，NAD^+在细胞内显著下降，这加剧了HGPS的氧化损伤和细胞功能障碍。补充NAD^+前体，如烟酰胺核糖（NR）和烟酰胺单核苷酸（NMN），可以提高HGPS细胞内的NAD^+水平，从而维持NAD^+/NADH的平衡，缓解ROS的生成，同时可以激活SIRT1等脱乙酰酶[45]。SIRT1通过去乙酰化修饰可以激活多种细胞氧化修复酶，有助于改善HGPS细胞的代谢状态和功能，减轻氧化应激，从而对抗与衰老相关的细胞损伤[46]。

此外，NAD^+还可以激活NRF2抗氧化的信号通路[47]。NRF2通路异常是HGPS中的一个关键驱动机制。Progerin蛋白能够隔绝NRF2，导致其亚核错误定位，从而损害NRF2的转录活性，增加氧化压力[48]。在HGPS患者中，重新激活NRF2的活性可以逆转Progerin相关的核老化缺陷，恢复间充质干细胞的活力。

6.3.4 靶向线粒体的功能

通过摄入能够改善线粒体功能的食物或补充剂，如辅酶Q10和α–硫辛酸，可以显著提升线粒体的抗氧化能力和能量代谢效率[49]。辅酶Q10是线粒体中的关键分子，它参与电子传递链，促进ATP的合成，从而支持细胞的能量产生。它同时具有强大的抗氧化作用，能够中和自由基，保护细胞膜和线粒体免受氧化损伤。α–硫辛酸作为一种天然的线粒体保护剂和抗氧化剂，已被证实能够通过增强抗氧化能力和抑制Wnt/Ca^{2+}通路来改善线粒体的生物合成和动力学，减轻氧化应激和线粒体的损伤[50]。对于HGPS患者而言，线粒体功能障碍和氧化应激是其病理特征之一。补充辅酶Q10和α–硫辛酸可能有助于恢复线粒体的功能，提高细胞的能量代谢效率，从而对抗由Progerin蛋白引起的线粒体损伤和功能障碍。

6.3.5 调节肠道菌群

饮食中的益生元和益生菌对调节肠道菌群平衡具有重要的作用。这种平衡对宿主的代谢和免疫状态有着深远的影响[51]。益生元作为不易消化的低聚糖，能够作为益生菌的养料，选择性地促进益生菌的繁殖和生长，调节肠道微生物群的组成。益生菌则通过直接或间接调整宿主肠道微生物的组成，激活宿主内源性微生物或免疫系统的活性。

HGPS 患者常伴随着肠道菌群的失衡，这种失衡与炎症反应和代谢异常有关[52]。益生元和益生菌的摄入可以帮助恢复肠道菌群的平衡，减少炎症，提高肠道屏障的功能，从而可能减轻 HGPS 患者的炎症和代谢问题。益生菌能够通过分泌抗菌物质、竞争性排斥黏附部位和营养来源、增强肠道屏障的功能和免疫调节等方式对宿主发挥有益的作用。这些机制包括刺激肠道产生短链脂肪酸，为肠道营造酸性的环境，抑制有害菌的生长，以及通过调节肠道功能和免疫反应来改善宿主的健康。

6.3.6 蛋氨酸的限制

蛋氨酸是一种必需氨基酸，对维持生物体正常的生长发育至关重要。研究表明，通过限制蛋氨酸的摄入，可以延长多种模式生物的寿命，并改善代谢健康，延缓或抑制多种与衰老相关的疾病的发生发展[53]。在早衰模型中，蛋氨酸的限制显示出显著的抗衰老作用，能够延长模型生物的寿命。这种作用可能与减少炎症、改善 DNA 的稳定性以及脂质和胆汁酸代谢的正常化有关[54]。蛋氨酸的限制还可能通过激活细胞整合应激反应、降低 S– 腺苷蛋氨酸水平、影响转硫通路的活性以及调节肠道菌群分布等多种机制来延缓衰老的进程[55]。此外，蛋氨酸的限制可能通过诱导自噬来介导其抗衰老的作用[56]，这为治疗 HGPS 提供了新的靶点。

以上策略代表了针对 HGPS 的新型靶向代谢途径饮食干预的前沿研究。然而，这些治疗方法仍处于研究阶段，需要进一步的临床试验来验证其安全性和有效性。随着对 HGPS 代谢异常的更深入的理解，未来可能会开发出更多有效的治疗方法，以改善患者的生活质量和延长患者的寿命。

参考文献

[1] LAMIS A，SIDDIQUI W，ASHOK M A A N. Hutchinson–Gilford progeria syndrome：a literature review. Cureus，2022，14（8）：28629.

[2] STRANDGREN C，REVÊCHON G，CARVAJAL A S，et al. Emerging candidate treatment strategies for Hutchinson–Gilford progeria syndrome. Biochem Soc Trans，2017，45（6）：1279–1293.

[3] PIEKAROWICZ，MACHOWSKA M，DZIANISAVA V，et al. Hutchinson–Gilford progeria syndrome–current status and prospects for gene therapy treatment. Cells，2019，8（2）：88.

[4] MELISSA A M，LESLIE B G，SARAH C，et al. Phenotype and course of Hutchinson–Gilford progeria syndrome. N Engl J Med，2008，358（6）：592–604.

[5] KREIENKAMP R，GONZALO S. Metabolic dysfunction in Hutchinson–Gilford progeria syndrome. Cells，2020，9（2）：592–604.

[6] WAYNE A C，CHRIS S，MASAHIKO T，et al. Bone dysplasia in Hutchinson–Gilford progeria syndrome is associated with dysregulated differentiation and function of bone cell populations. Aging Cell，2023，22

（9）：13903.
[7] JIANG B，WU X，MENG F，et al. Progerin modulates the IGF–1R/Akt signaling involved in aging. Sci Adv，2022，8（27）：eabo0322.
[8] DU Y F，LONG Q，WANG J J，et al. Nutritional status of 15 children with progeria. Zhonghua Er Ke Za Zhi，2024，62（2）：170–174.
[9] SON S M，PARK S J,BREUSEGEM S Y，et al. p300 nucleocytoplasmic shuttling underlies mTORC1 hyperactivation in Hutchinson–Gilford progeria syndrome. Nat Cell Biol，2024. 26（2）：235–249.
[10] COSTA D G，FERREIRA–MARQUES M，CAVADAS C. Lipodystrophy as a target to delay premature aging. Trends Endocrinol Metab，2024，35（2）：97–106.
[11] DAUER W T，WORMAN H J. The nuclear envelope as a signaling node in development and disease. Dev Cell，2009，17（5）：626–638.
[12] FERREIRA–MARQUES M. Ghrelin delays premature aging in Hutchinson–Gilford progeria syndrome. Aging Cell，2023，22（12）：e13983.
[13] FERREIRA–MARQUES M，CARVALHO A,FRANCO A C，et al. Reduced adiponectin and HDL cholesterol without elevated C–reactive protein：clues to the biology of premature atherosclerosis in Hutchinson–Gilford progeria syndrome. J Pediatr，2005，146（3）：336–341.
[14] SAHAR V，ELIZABETH K I，LEONHARD L，et al. Angiopoietin–2 reverses endothelial cell dysfunction in progeria vasculature. Aging Cell，2024：e14375.
[15] JANKOWICH M，CHOUDHARY G. Endothelin–1 levels and cardiovascular events. Trends Cardiovasc Med，2020，30（1）：1–8.
[16] GUSTAVO M，GEISA P C E，JOSEPH A M E，et al. Metabolomic profiling suggests systemic signatures of premature aging induced by Hutchinson–Gilford progeria syndrome. Metabolomics，2019，15（7）：100.
[17] MONTERRUBIO–LEDEZMA F,NAVARRO–GARCÍA F,MASSIEU L，et al. Rescue of mitochondrial function in Hutchinson–Gilford progeria syndrome by the pharmacological modulation of exportin CRM1. Cells，2023，12（2）：275.
[18] XIONG Z M，CHOI J Y，WANG K，et al. Methylene blue alleviates nuclear and mitochondrial abnormalities in progeria. Aging Cell，2016，15（2）：279–290.
[19] SCOTT M，ARNALDUR H，PANAGIOTIS G，et al. Lamin A/C impairments cause mitochondrial dysfunction by attenuating PGC1alpha and the NAMPT–NAD^+ pathway. Nucleic Acids Res，2022，50（17）：9948–9965.
[20] CHIANG J C，CHEN W M，NEWMAN C，et al. Lysophosphatidic acid receptor 3 promotes mitochondrial homeostasis against oxidative stress：potential therapeutic approaches for Hutchinson–Gilford progeria syndrome. Antioxidants（Basel），2022，11（2）：351.
[21] WILEY C D，CAMPISI J. The metabolic roots of senescence：mechanisms and opportunities for intervention. Nat Metab，2021，3（10）：1290–1301.
[22] PANYARD D J，YU B，SNYDER M P. The metabolomics of human aging：advances，challenges，and opportunities. Sci Adv，2022，8（42）：eadd6155.
[23] SIDDHARTHA D，RIMA B S，SHUBHA S，et al. Metformin：a review of potential mechanism and therapeutic utility beyond diabetes. Drug Des Devel Ther，2023，17：1907–1932.
[24] ANNE–LAURE E，SOPHIE B，ALESSANDRA L C，et al. Metformin decreases progerin expression and alleviates pathological defects of Hutchinson–Gilford progeria syndrome cells. NPJ Aging Mech Dis，2016，2：16026.
[25] PARLAKPINAR H，GUNATA M. Transplantation and immunosuppression：a review of novel transplant–related immunosuppressant drugs. Immunopharmacol Immunotoxicol，2021，43（6）：651–665.
[26] JOHN J G，KAN C，FRANCIS S C，et al. Rapamycin activates autophagy in Hutchinson–Gilford progeria

syndrome: implications for normal aging and age-dependent neurodegenerative disorders. Autophagy, 2012, 8(1): 147–151.

[27] KUBBEN N, ZHANG W Q,WANG L X, et al. Repression of the antioxidant NRF2 pathway in premature aging. Cell, 2016, 165(6): 1361–1374.

[28] MAGESH S, CHEN Y, HU L. Small molecule modulators of Keap1–Nrf2–ARE pathway as potential preventive and therapeutic agents. Med Res Rev, 2012, 32(4): 687–726.

[29] SUN Y Y, XU L, LI Y, et al. Mitophagy defect mediates the aging–associated hallmarks in Hutchinson–Gilford progeria syndrome. Aging Cell, 2024, 23(6): e14143.

[30] RIENTO K, RIDLEY A J. Rocks: multifunctional kinases in cell behaviour. Nat Rev Mol Cell Biol, 2003, 4(6): 446–456.

[31] HYUN T K, JOON T P, KOBONG C, et al. Chemical screening identifies ROCK as a target for recovering mitochondrial function in Hutchinson–Gilford progeria syndrome. Aging Cell, 2017, 16(3): 541–550.

[32] RAY K, MONICA C, MARTIN A N, et al. Vitamin D receptor signaling improves Hutchinson–Gilford progeria syndrome cellular phenotypes. Oncotarget, 2016, 7(21): 30018–30031.

[33] ALESSANDRA L C, ANNE–LAURE J, ANNE–LAURE E, et al. A High throughput phenotypic screening reveals compounds that counteract premature osteogenic differentiation of HGPS iPS–derived mesenchymal stem cells. Sci Rep, 2016, 6: 34798.

[34] KARIM H, CLAIRE N, DANIELLE D, et al. MG132–induced progerin clearance is mediated by autophagy activation and splicing regulation. EMBO Mol Med, 2017, 9(9): 1294–1313.

[35] MOZAFFARIAN D, WU J H. Omega–3 fatty acids and cardiovascular disease: effects on risk factors, molecular pathways, and clinical events. J Am Coll Cardiol, 2011, 58(20): 2047–2067.

[36] MATTHIAS B S, ANNE M M, RASHA N M S, et al. Intake and metabolism of omega–3 and omega–6 polyunsaturated fatty acids: nutritional implications for cardiometabolic diseases. Lancet Diabetes Endocrinol, 2020, 8(11): 915–930.

[37] HAMCZYK M R, ANDRES V. Accelerated atherosclerosis in HGPS. Aging(Albany NY), 2018, 10(10): 2555–2556.

[38] JEAN–FRANÇOIS B, NIKUNJ G, JESSICA L, et al. Long chain omega–3 fatty acids and their oxidized metabolites are associated with reduced prostate tumor growth. Prostaglandins Leukot Essent Fatty Acids, 2021, 164: 102215.

[39] BEE L T, MOHD E N, WINNIE–PUI–PUI L, et al. Antioxidant and oxidative stress: a mutual interplay in age–related diseases. Front Pharmacol, 2018, 9: 1162.

[40] PADAYATTY S J, LEVINE M. Vitamin C: the known and the unknown and goldilocks. Oral Dis, 2016, 22(6): 463–493.

[41] TAIKI M, GREGOR C B, MAYUKO I, et al. Vitamin E: regulatory redox interactions. IUBMB Life, 2019, 71(4): 430–441.

[42] ALBARAA M, ALICE A, WED S, et al. Role for selenium in metabolic homeostasis and human reproduction. Nutrients, 2021, 13(9): 3256.

[43] RUBÉN Z P, RONALD J A W, CLARA D M K, et al. NAD(+) homeostasis in human health and disease. EMBO Mol Med, 2021, 13(7): e13943.

[44] KRISTIANI L, KIM Y. The Interplay between oxidative stress and the nuclear lamina contributes to laminopathies and age–related diseases. Cells, 2023, 12(9): 1234.

[45] IMAI S L. Guarente. NAD^+ and sirtuins in aging and disease. Trends Cell Biol, 2014, 24(8): 464–471.

[46] YAN P Y, LI Z X, XIONG J H, et al. LARP7 ameliorates cellular senescence and aging by allosterically enhancing SIRT1 deacetylase activity. Cell Rep, 2021, 37(8): 110038.

[47] ZHANG J, HONG Y Y, CAO W, et al. SIRT2, ERK and Nrf2 mediate NAD(+) treatment–induced

increase in the antioxidant capacity of PC12 cells under basal conditions. Front Mol Neurosci，2019，12：108.

[48] GORBUNOVA V，REZAZADEH S，SELUANOV A. Dangerous Entrapment for NRF2. Cell，2016，165（6）：1312–1313.

[49] GHADEER M A，AHMED E A，OSAMA A K，et al. Effects of alfa lipoic acid and coenzyme Q10 treatment on AFB1–induced oxidative，inflammatory，and DNA damages in rats. Toxicon，2024，249：108083.

[50] YU Y H，XU J P，LI H，et al. α–Lipoic acid improves mitochondrial biogenesis and dynamics by enhancing antioxidant and inhibiting Wnt/Ca^{2+} pathway to relieve fluoride–induced hepatotoxic injury. Chem Biol Interact，2023，385：110719.

[51] MARY E S，DANIEL J M，GREGOR R，et al. Probiotics and prebiotics in intestinal health and disease：from biology to the clinic. Nat Rev Gastroenterol Hepatol，2019，16（10）：605–616.

[52] CLEA B，RAFAEL V M，PABLO M，et al. Healthspan and lifespan extension by fecal microbiota transplantation into progeroid mice. Nat Med，2019，25（8）：1234–1242.

[53] ABLES G P，JOHNSON J E. Pleiotropic responses to methionine restriction. Exp Gerontol，2017，94：83–88.

[54] CLEA B，PEDRO M QU，SYLVÈRE D，et al. Methionine restriction extends lifespan in progeroid mice and alters lipid and bile acid metabolism. Cell Rep，2018，24（9）：2392–2403.

[55] MANDA L O，KIRSTEN P S，DESIREE W，et al. The impact of dietary methionine restriction on biomarkers of metabolic health. Prog Mol Biol Transl Sci，2014，121：351–376.

[56] BARCENA C，LOPEZ–OTIN C，KROEMER G. Methionine restriction for improving progeria：another autophagy–inducing anti–aging strategy? Autophagy，2019，15（3）：558–559.

CHAPTER 7

第 7 章 早老症的基因治疗策略：从机制到临床转化

（沈　宁　吕　林）

早老症是一种由*LMNA*基因突变引起的罕见致死性遗传病，其特征是患者表现出加速衰老的症状，并伴有严重的健康问题[1]。目前，该疾病尚无有效的治疗方法，患者的平均寿命仅为 14.5 岁，主要死因是动脉硬化和心血管衰竭[2，3]。尽管传统的疗法，如法尼基转移酶抑制剂（例如洛那法尼）能够在一定程度上缓解症状，但这些方法无法从根本上治愈疾病[4-6]。

近年来，基因编辑技术和核酸治疗技术的快速发展为早老症的治疗带来了新的希望。这些技术不仅为理解疾病的分子机制提供了新的视角，也为开发革命性的治疗方法奠定了基础。本章节将系统性地阐述CRISPR/Cas9 基因编辑、碱基编辑以及核酸治疗等策略在早老症治疗中的应用，深入探讨其作用机制、疗效及临床转化的潜力。通过对这些前沿技术的全面分析，本章旨在为读者提供早老症基因治疗领域的最新进展，并展望未来的研究方向和治疗突破。

7.1 基因编辑治疗

CRISPR–Cas9 系统是目前应用最广泛的基因编辑工具，其通过向导RNA（gRNA）引导Cas9 核酸酶靶向特定DNA序列进行切割，从而实现基因的敲除、插入或修复[7-9]。2019 年，来自西班牙奥维耶多大学和美国索尔克生物研究所的两个研究团队分别独立开发了基于CRISPR–Cas9 的靶向治疗策略，成功在早老症小鼠模型（$Lmna^{G609G/G609G}$）中纠正了致病突变[10，11]。这两项研究的基本原理是设计gRNA靶向*LMNA*基因的第 11 号外显子和（或）第 12 号外显子，通过诱导DNA双链断裂并利用非同源末端连接（NHEJ）来修复机制，产生插入或缺失突变，从而消除早老蛋白（Progerin）和核纤层蛋白A（Lamin A）的表达，同时保留核纤层蛋白C（Lamin C）的水平。临床前的研究表明，该策略显著降低了小鼠胚胎和HGPS患者来源的成纤维细胞中的Progerin水平，并改善了细胞核的形态缺陷。

为实现体内基因编辑，研究人员将CRISPR–Cas9组件包装在腺相关病毒9型载体（AAV9）中，通过腹腔注射或面静脉注射的方式递送至早老症小鼠体内。结果显示，AAV9载体在不同器官中的趋向性存在显著性差异：*LMNA*基因在肝脏中的编辑效率最高（约15%～35%），而在心脏、肌肉和肺中的编辑效率较低（约1%～5%）[10]。此外，Progerin阳性细胞在肝脏、心脏和肌肉中的数量显著减少，但在主动脉、肾脏和肺中未观察到明显的改善。这一局限性可能影响HGPS的临床治疗效果，因为血管病理是HGPS患者死亡的最主要的危险因素。尽管如此，基于CRISPR–Cas9的治疗使早老症小鼠的寿命延长了约25%，并显著改善了多种与早衰相关的表型，包括生长发育迟缓、低血糖、心动过缓、骨骼肌功能障碍、心脏血管周围纤维化以及主动脉平滑肌细胞缺失等[9]。然而，该疗法在小鼠模型中的疗效（如体重增加和寿命延长）并未优于此前的研究结果。此外，研究人员发现治疗组的大量小鼠出现急性体重减轻、腹胀和排便困难等症状，甚至突然死亡。目前尚不清楚在人体细胞中缺乏核纤层蛋白A是否像在小鼠中那样无害，涉及核纤层蛋白A缺失和早孕素抑制的基于CRISPR/ Cas9的策略可能不适合临床实践。

CRISPR–Cas9系统的另一个主要挑战是脱靶效应。研究表明，Cas9诱导的双链断裂可能导致基因组DNA片段的插入缺失、易位和碎裂，从而引发潜在的基因组的不稳定性。为克服这一问题，研究人员开发了多种改良策略，例如通过同源重组修复机制实现精准基因校正。刘光慧等利用辅助依赖型腺病毒载体（HDAdVs）成功纠正了HGPS患者诱导多能干细胞和间充质干细胞中*LMNA*基因的突变，显著减少了Progerin的表达并降低了衰老细胞的比例[12]。

碱基编辑技术的出现为早老症治疗开辟了全新的方向。2016年，美国哈佛大学David Liu团队开发的腺嘌呤碱基编辑器（adenine base editor，ABE）能够在避免引入DNA双链断裂的情况下，将A·T碱基对精准转换为C·G[13]。研究人员针对早老症经典型突变*LMNA* c.1824 C>T，设计了腺嘌呤转换器ABE_{max}–VRQR23，通过慢病毒载体，将ABE递送至HGPS患儿来源的细胞中，实现了约90%的基因组DNA校正的效率，显著改善了*LMNA*转录物的错误剪接，降低了Progerin的表达水平，并恢复了正常的细胞核形态。在动物模型中，单次眶后注射AAV9编码的ABE和单向导RNA（sgRNA）使早老症小鼠的致病突变得到持久纠正（注射后6个月，各器官中的编辑效率为20%～60%），并显著改善了血管病理表型，包括减轻血管平滑肌细胞丢失和主动脉外膜纤维化[14]。这些结果表明，ABE在改善HGPS患者的心血管病理方面具有巨大的潜力。此外，ABE治疗显著延长了早老症小鼠的寿命，从215天延长至510天（中位寿命延长2.4倍）。然而，研究也发现了一些潜在的安全性问题。在部分最长寿的小鼠中，研究人员观察到AAV基因组整合和肝肿瘤的发生，这与先前关于AAV载体在小鼠中诱发肝肿瘤的报道一致。目前，尽管尚未在接受AAV载体治疗的人类中观察到类似的现象，但这一发现提示，未来在临床应用中需严格监测AAV载体的整合风险，并优化载体设计和给药剂量以确保治疗的安全性。此外，另一项研究发现，ABE在HGPS小鼠的角质形成细胞和B淋巴细胞中也表现出高效的突变纠正能力。接受ABE治疗的小鼠在表皮厚度和炎症反应方面均得到显著的改善，同时，皮肤中的Progerin转录物水平显著下降[15]。

基因编辑技术为早老症的治疗开辟了从“延缓衰老”到“根治突变”的新纪元。突变修正、剪接干预与联合治疗策略已在临床前模型中展现了显著的疗效，但递送效率、安全性与规模化生产仍是关键的“瓶颈”。随着CRISPR技术的迭代与临床试验的推进，通过基因编辑实现早老症的真正治愈值得期待。

7.2 核酸治疗

核酸治疗（nucleic acid therapeutics）是一类通过人工设计或修饰的核酸分子（如DNA、RNA或其类似物）靶向调控基因表达或修复遗传缺陷的新型治疗手段[16，17]。其核心原理是利用核酸的序列特异性与靶基因产生互补配对，在转录或翻译水平干预致病基因的功能，从而实现对疾病的精准治疗。在罕见病治疗领域，核酸治疗比基因编辑治疗展现出更契合疾病特性的临床转化潜力。超过80%的罕见病由单基因突变引发。核酸治疗通过靶向调控致病基因的表达，可在不永久改变基因组的前提下实现精准干预，显著降低因基因编辑脱靶或不可逆DNA损伤引发的潜在风险[18-20]。其作用可调性与剂量依赖性尤其适用于儿童或需长期治疗的罕见病患者。自1998年首款反义寡核苷酸（ASO）药物福米韦生（Vitravene）获批用于治疗巨细胞病毒视网膜炎以来，小核酸药物领域已诞生数十款创新疗法，涵盖ASO、siRNA等多种技术路径[21-24]。代表性的产品有：治疗脊髓性肌萎缩症的ASO药物诺西那生钠（Spinraza），治疗遗传性甲状腺素介导的淀粉样变性的多发性神经病的siRNA药物帕替西兰（Onpattro），以及针对杜氏肌营养不良外显子跳跃的ASO药物Eteplirsen与Casimersen等。这些药物凭借显著的临床价值创造了可观的市场回报，如Spinraza上市首年的销售额突破8亿美元[25，26]①。尤为重要的是，核酸药物的模块化设计特性使其能通过序列调整，快速匹配不同的基因突变，在解决罕见病患者分布分散、基因变异复杂等难题的同时，显著加速从靶点发现到临床转化的研发进程。

小核酸药物指长度小于30nt的寡核苷酸序列。使用小核酸药物治疗是目前发展最为成熟的核酸疗法之一[22，27，28]。广义的小核酸药物包括反义寡核苷酸（antisense oligonucleotide，ASO）、小干扰RNA（small interfering RNA，siRNA）、微小RNA（microRNA，miRNA）以及核酸适配体（Aptamer）[22，29-31]。根据Frost & Sullivan 2023年统计，全球进入临床的小核酸药物近108种，包括ASO、siRNA、Aptamer、miRNA等。其中，ASO仍是当前研发的热点，占比达38%；siRNA的发展快速，占比已达到32%；其余的小核酸药物的研发还处在相对早期阶段，整体数量较少。基于其独特的作用机制，小

① 1美元≈7.19元。

核酸药物在治疗以HGPS为代表的单基因突变型罕见病中展现出天然的优势：得益于精准靶向致病RNA（如异常剪接的*LMNA* mRNA）、可逆性调控基因表达以及模块化快速开发的能力。此类药物能够从分子层面直接干预致病蛋白（如早老蛋白Progerin）的产生，同时规避传统的基因编辑疗法对正常的基因功能的干扰。目前，多项基础研究已取得突破性的进展。这些突破性的进展不仅验证了小核酸药物在HGPS治疗中的病理逆转潜力，也为攻克早老症等单基因遗传病提供了极具临床转化价值的创新思路。

微小RNA（microRNA，miRNA）是一类长度约22个核苷酸的非编码单链RNA分子，通过碱基互补配对结合靶mRNA的3’非翻译区（3’–UTR），介导转录后基因沉默机制，主要体现为翻译抑制或mRNA降解两种调控模式[32]。作为重要的表观遗传调控因子，miRNA在心血管疾病、恶性肿瘤、代谢综合征及病毒性肝炎等重大疾病的发病机制中具有关键的作用，已成为现代分子治疗领域的重要干预靶点[33，34]。

微小RNA（miRNA）调控网络的研究和靶点开发成为治疗HGPS的全新尝试。通过深入探索miRNA在HGPS发病机制中的作用，研究人员正不断挖掘潜在的治疗靶点，并借此探索创新的治疗途径。法国单基因疾病干细胞治疗与探索研究所（I–STEM）团队揭示了miR–9在HGPS患者中的神经保护机制[35]。该脑组织特异性miRNA通过负向调控作用，抑制核纤层蛋白A（Lamin A）和早老蛋白（Progerin）的表达，有效降低Progerin的蓄积及其相关的毒性作用，从而维持神经细胞的稳态，避免神经元功能障碍。这一发现为miRNA在HGPS治疗领域提供了新的分子干预路径。此外，在*ZMPSTE24*基因缺陷的细胞中，研究人员发现miR–29家族、miR–1、miR–342-5p和miR–365等4个miRNA发挥着关键作用[36-40]。其中，miR–29的异常高表达，显著抑制细胞增殖并激活p53依赖的衰老通路。值得注意的是，miR–1在*ZMPSTE24*$^{-/-}$小鼠肝脏及HGPS患者的成纤维细胞中呈现特异性上调，其通过抑制胰岛素样生长因子1（IGF–1）信号传导，同时负向调控生长激素/胰岛素样生长因子轴（GH/IGF axis），最终诱导细胞早衰的表型。来自中国东北师范大学的研究团队发现hsa–miR–59在HGPS患者细胞及小鼠模型中呈现跨组织高表达的特征[37]。该miRNA通过竞争性结合（RNA polymerase Ⅱ，RNAP Ⅱ）和转录因子Ⅱ H（transcription factor Ⅱ H，TFIIH）复合体的相互作用界面，破坏转录起始复合体的稳定性。进一步的研究表明，miR–59可直接靶向高迁移率族蛋白A（HMGA1/HMGA2），导致细胞周期调控基因（如*CDKN2A*、*CCND1*）的表达紊乱；而抑制miR–59表达可显著逆转HGPS细胞的衰老标志物的表达，恢复细胞增殖的能力。小鼠体内的研究进一步表明，腺相关病毒9型（AAV9）载体介导的miR–59抑制疗法展现出显著的疗效。通过AAV9介导的anti–miR–59治疗，能显著减少早老症小鼠的股四头肌、心脏和主动脉的纤维化，抑制表皮变薄和真皮脂肪丢失的现象，并使其寿命增加25.5%。这些证据从分子机制到动物模型层面系统论证了miRNA靶向治疗在HGPS中的可行性，为开发基于miRNA调控网络的HGPS精准治疗策略奠定了理论基础。

小干扰RNA（small interfering RNA，siRNA）在HGPS治疗中的应用是一个备受关注

的研究领域。siRNA是一种短小的RNA分子，可以通过干扰RNA的转录或翻译过程来沉默特定基因的表达[30, 41-44]。在HGPS治疗中，siRNA可以针对与疾病相关的基因进行靶向干扰，从而调节细胞功能和减缓疾病的进展。一些研究已经探索了siRNA在HGPS治疗中的潜在应用，为开发新的治疗策略提供了希望。美国华盛顿大学Huang等研究人员设计了针对突变的预剪接或成熟*LMNA* mRNA的短发夹RNA（shRNA），并利用慢病毒在携带1824.C>T突变的HGPS成纤维细胞中表达，将早老蛋白Progerin的表达水平降低至26%或更低[45]。法国艾克斯－马赛大学团队在siRNA递送系统创新方面取得重要的突破[46]。其研发的微流控连续制备平台利用超临界CO_2作为分散介质，在精确控制流体动力学参数（压力150bar，温度35℃，磷脂质量分数0.1%）的条件下，成功制备21种siRNA纳米脂质体。体外实验证实，负载靶向*LMNA*基因的siRNA纳米颗粒可使HGPS细胞核纤层蛋白A的表达量显著下降。然而，当前利用siRNA治疗HGPS的研究仍面临多重技术的瓶颈：首先，现有的成果多局限于细胞水平（如成纤维细胞系），缺乏小鼠或非人灵长类动物模型的药效学验证；其次，siRNA的系统性递送需突破多重生物屏障，包括血清核酸酶降解（半衰期<10min）、网状内皮系统清除（Kupffer细胞捕获率>60%）、跨细胞膜效率低下（<1%内涵体逃逸率）等。尽管脂质纳米颗粒等载体可提升递送效率（肝脏靶向效率达30%～40%），但其在心肌、主动脉等HGPS关键病变组织的富集度仍不足5%，限制了其临床的应用前景[40]。

反义寡核苷酸（antisense oligonucleotide, ASO）是一类化学合成的单链的核苷酸分子，通常为18～30个核酸序列的短片段（故称为“寡核苷酸”），可通过碱基配对的方式与特定的RNA序列高度特异性结合，从而达到基因靶向治疗的目的[22]。ASO类药物可通过多种机制发挥作用，包括阻断mRNA翻译、调节RNA剪接（如外显子跳跃或包含）、促进RNA降解（通过RNase H1途径）或直接与蛋白质结合。此外，由于ASO是单链结构，更容易对其进行化学修饰（如磷硫酰化、2’–O–甲基化），从而显著提高其稳定性、减少免疫原性并延长半衰期。单链结构的核酸分子也更容易穿透细胞膜，部分ASO（如鞘内注射的Nusinersen）可直接递送至中枢神经系统，或通过简单载体（如脂质体）靶向特定的组织[21]。ASO在早老症的治疗的研究中展现了独特的潜力，通过靶向突变前体mRNA（pre–mRNA）的关键位点，干预异常的剪接过程，从而减少Progerin的生成，已成为该领域的研究热点。

2005年，美国国立卫生研究院Misteli团队首次在HGPS患者来源的成纤维细胞中评估了靶向抑制*LMNA*第11号外显子隐性剪接位点的ASO治疗效果。该干预策略成功降低了细胞内Progerin蛋白的表达，并显著改善了包括核膜形态异常、核蛋白定位紊乱以及特定基因表达失调等与早衰相关的细胞表型。后续两项独立的研究证实，针对第10号外显子隐性剪接供体位点与第11号外显子隐性剪接位点的ASO联合或单药治疗均能有效缓解细胞核结构异常，为ASO靶向治疗HGPS提供了重要的实验依据，证明了靶向*LMNA*隐性剪接位点的ASO治疗HGPS的可行性[48, 49]。

2011 年，西班牙奥维耶多大学Osorio团队首次证实ASO技术的临床转化潜力[49]。通过向 6 周龄的HGPS模型小鼠联合注射靶向*LMNA*不同功能域的双ASO制剂，研究者发现，ASO治疗组的小鼠肝脏、肾脏及心脏组织的Progerin mRNA的表达量降低约有 50%。该治疗同时改善小鼠的代谢指标（包括血糖水平和皮下脂肪层的厚度），恢复免疫器官（胸腺和脾脏）的正常发育，并显著延长模型小鼠的生存期达 40%，展现出明确的治疗获益。2021 年，美国国立卫生研究院Collins团队开发了新型反义肽偶联磷酸二酯吗啉寡聚物（PPMO）SRP–2001[50]。该化合物在患者来源的成纤维细胞中实现Progerin转录本 92%的抑制效率，其静脉给药显著降低HGPS转基因小鼠主动脉的Progerin表达的水平，疗效显著优于CRISPR–Cas9 及ABE治疗策略。长期治疗可使模型动物的生存期延长 61.6%，并有效逆转血管平滑肌细胞丢失及外膜纤维化等关键病理的改变，为后续的人体临床试验奠定理论基础。同年，美国国立卫生研究院Misteli团队通过构建靶向*LMNA*外显子11 ～ 12 区域的 198 种ASO分子库，筛选获得高效的ASO B143[51]。区别于传统的靶向策略，B143 通过特异性结合外显子 11 ～ 12 连接区，利用空间位阻效应，精准调控异常的剪切过程。动物实验显示，该ASO可降低心、肝等重要器官的Progerin mRNA水平，但其蛋白抑制效果存在组织异质性。值得注意的是，B143 呈现性别特异性治疗的效应，虽显著延长雄性小鼠的生存期，但未能有效改善血管系统的病理表型，提示其临床转化仍需进一步优化。

现有的ASO治疗策略主要靶向*LMNA*第 11 号外显子进行剪切调控，尤其针对经典型HGPS突变位点c.1824C>T。一项来自美国的早期针对 20 例早老样核纤层蛋白病（progeroid laminopathies，PL）患者的队列研究显示，该经典型突变占HGPS病例的 90%[52]。然而，本团队基于中国 46 例PL患者的队列分析发现，经典型突变的占比不足 50%，这一遗传异质性凸显了开发广谱治疗策略的必要性[53]。为实现多基因型覆盖，我们团队采用AI辅助设计，开发了Gapmer型ASO LM2556。通过靶向Lamin A与Progerin共有的 3’ UTR区域，激活RNase H1 酶活性特异性降解靶标mRNA，实现双靶点的协同抑制。体外实验证实，ASO LM2556 可显著降低携带c.1822G>A及c.1824C>T突变的心肌细胞Progerin mRNA（＞ 85%）和蛋白（＞ 90%）的表达，并同步改善心肌细胞的衰老表型。ASO LM2556 体内效果检测发现，治疗组小鼠自 12 周龄起有显著缓解体重丢失的现象（维持至实验终点），表现出与野生对照组小鼠相似的体态与活力。此外，病理评估证实，该ASO可增加主动脉血管平滑肌细胞的数量，降低动脉纤维化的面积，并同步改善心脏、肾脏、皮肤等器官纤维化的程度。生存分析显示治疗组的寿命延长 82.86%，显著优于现有文献报道的ASO疗效。值得注意的是，ASO LM2556 展现出广谱治疗的潜力：除经典的c.1824C>T突变外，对*LMNA* 第 11 号外显子下游突变及*ZMPSTE24*突变相关的早老样核纤层蛋白病均具有显著的干预效果，具有重要的临床转化意义。

在小核酸药物治疗的领域，不同的RNA调控技术呈现显著的差异性：miRNA作为天然的调控分子，因其多靶点作用机制易导致非特异性效应和临床脱靶的风险；siRNA虽能精准降解细胞质mRNA，却受限于单一的作用模式及依赖GalNAc缀合、脂质纳米颗粒等复杂的递送系统带来的技术挑战。反观反义寡核苷酸药物，其独特的单链结构赋予多重优势——通过灵活的RNA剪接调控、翻译阻断与靶向降解机制突破作用维度的限制，借助化学修饰技术显著提升稳定性和组织穿透性，不仅能同时靶向核内pre–mRNA与胞质mRNA，更在剪接异常相关的疾病和中枢神经疾病的治疗中展现独特的价值。这种兼具精准靶向性、长效给药特性和工业化生产可行性的技术特征，使其成为当前最具临床转化前景的HGPS核酸治疗的策略。

参考文献

[1] SANDRINE P，PATRICE B，CLAIRE N，et al. HGPS and related premature aging disorders：from genomic identification to the first therapeutic approaches. Mech Ageing Dev，2008，129：449–459.

[2] HAMCZYK M R，ANDRES V. Accelerated atherosclerosis in HGPS. Aging（Albany NY），2018，10：2555–2556.

[3] MD MOMINUR R，KAZI S F，MUNIRUDDIN A，et al. Hutchinson–Gilford progeria syndrome：an overview of the molecular mechanism，pathophysiology and therapeutic approach. Curr Gene Ther，2021，21（3）：216–229.

[4] LESLIE B G，MONICA E K，DAVID T M，et al. Clinical trial of a farnesyltransferase inhibitor in children with Hutchinson–Gilford progeria syndrome. Proc Natl Acad Sci USA，2012，109（41）：16666–16671.

[5] LESLIE B G，MONICA E K，JOE M，et al. Clinical trial of the protein farnesylation inhibitors lonafarnib，pravastatin，and zoledronic acid in children with Hutchinson–Gilford progeria syndrome. Circulation，2016，134（2）：114–125.

[6] LESLIE B G，JOE M，RALPH B D A，et al. Impact of farnesylation inhibitors on survival in Hutchinson–Gilford progeria syndrome. Circulation，2014，130（1）：27–34 .

[7] ISRAR J，KUMAR A. Current progress in CRISPR–Cas systems for rare diseases. Prog Mol Biol Transl Sci，2025，210：163–203.

[8] KEIICHIRO S，YUJI T，REYNA H B，et al. In vivo genome editing via CRISPR/Cas9 mediated homology–independent targeted integration. Nature，540，2016，540（7631）：144 149.

[9] CONG L，RAN F A，COX D，et al. Multiplex genome engineering using CRISPR/Cas systems. Science，2013，339（6121）：819–823.

[10] OLAYA S F，FERNANDO G O，VÍCTOR Q，et al. Development of a CRISPR/Cas9–based therapy for Hutchinson–Gilford progeria syndrome. Nat Med，2019，25（3）：423–426.

[11] ERGIN B，HSIN–KAI L，MAKO Y，et al. Single–dose CRISPR–Cas9 therapy extends lifespan of mice with Hutchinson–Gilford progeria syndrome. Nat Med，2019，25（3）：419–422.

[12] LIU G H，SUZUKI K，QU J，et al. Targeted gene correction of laminopathy–associated LMNA mutations in patient–specific iPSCs. Cell Stem Cell，2011，8（6）：688–694.

[13] KOMOR A C，KIM Y B，PACKER M S，et al. Programmable editing of a target base in genomic DNA without double–stranded DNA cleavage. Nature，2016，533：420–424.

[14] LUKE W K，MICHAEL R E，CHRISTOPHER W，et al. In vivo base editing rescues Hutchinson–Gilford progeria syndrome in mice. Nature，2021，589（7843）：608–614.

[15] DANIEL W，KAYEONG L，GWLADYS R，et al. Transient expression of an adenine base editor corrects the Hutchinson–Gilford progeria syndrome mutation and improves the skin phenotype in mice. Nat Commun，

2022，13（1）：3068.
[16] BIAN X C，ZHOU L P，LUO Z W，et al. Emerging delivery systems for enabling precision nucleic acid therapeutics. ACS Nano，2025，19（4）：4039–4083.
[17] NAEEM S，ZHANG J，ZHANG Y，et al. Nucleic acid therapeutics：past，present，and future. Mol Ther Nucleic Acids，2025，36：102440.
[18] AGRAWAL S. Considerations for creating the next generation of RNA therapeutics：oligonucleotide chemistry and innate immune responses to nucleic acids. Nucleic Acid Ther，2024，34：37–51.
[19] WANG Y，YANG F，WANG B，et al. New FDA drug approvals for 2024：synthesis and clinical application. Eur J Med Chem，2025，285：117241 .
[20] SUN X，SETRERRAHMANE S，LI C，et al. Nucleic acid drugs：recent progress and future perspectives. Signal Transduct Target Ther，2024，9：316.
[21] ROBERTS T C，LANGER R，WOOD M J A. Advances in oligonucleotide drug delivery. Nat Rev Drug Discov，2020，19：673–694.
[22] CROOKE S T，BAKER B F，CROOKE R M，et al. Antisense technology：an overview and prospectus. Nat Rev Drug Discov，2021，20：427–453.
[23] PAUNOVSKA K，LOUGHREY D，DAHLMAN J E. Drug delivery systems for RNA therapeutics. Nat Rev Genet，2022，23：265–280.
[24] ARGHA M M，ARCHANA T，SUKUMAR M，et al. Emerging approaches for enabling RNAi therapeutics. Chem Asian J，2022，17（16）：e202200451.
[25] STUDZINSKA S，MAZURKIEWICZ–BELDZINSKA M，BUSZEWSKI B. Development of the method for nusinersen and its metabolites identification in the serum samples of children treated with spinraza for spinal muscular atrophy. Int J Mol Sci，2022，23（17）:10166.
[26] PACIONE M，SISKIND C E，DAY J W，et al. Perspectives on spinraza（nusinersen）treatment study：views of individuals and parents of children diagnosed with spinal muscular atrophy. J Neuromuscul Dis，2019，6（1）：119–131.
[27] JAYESH A K，DOMINIK W，SARAH B T，et al. The current landscape of nucleic acid therapeutics. Nat Nanotechnol，2021，16（6）：630–643.
[28] KIM Y K. RNA therapy：rich history，various applications and unlimited future prospects. Exp Mol Med，2022，54（4）：455–465.
[29] SETTEN R L，ROSSI J J，HAN S P. The current state and future directions of RNAi–based therapeutics. Nat Rev Drug Discov，2019，18：421–446.
[30] TRABER G M，YU A M. The growing class of novel RNAi therapeutics. Mol Pharmacol，2024，106：13–20.
[31] GOGA A，STOFFEL M. Therapeutic RNA–silencing oligonucleotides in metabolic diseases. Nat Rev Drug Discov，2022，21：417–439.
[32] LI Y，CHEN S，RAO H，et al. MicroRNA Gets a mighty award. Adv Sci（Weinh），2025，12（7）:e2414625.
[33] SHARMA D，BHARADAJ S K，BHARADAJ S，et al. MicroRNA–regulated suppression of some overexpressed genes in schizophrenia and their evolutionary significance. Schizophr Res，2025，276：143–156.
[34] MAJI R K，LEISEGANG M S，BOON R A，et al. Revealing microRNA regulation in single cells. Trends Genet，2024.
[35] JUNG H J，COFFINIER C，CHOE Y，et al. Regulation of prelamin A but not lamin C by miR–9，a brain–specific microRNA. Proc Natl Acad Sci USA，2012，109：423–431.
[36] ALEJANDRO P U，ANDREW J R，JORGE D L R，et al. Aging and chronic DNA damage response activate a regulatory pathway involving miR–29 and p53. EMBO J，2011，30（11）：2219–2232.

[37] HU Q Y，ZHANG N，SUI T T，et al. Anti–hsa–miR–59 alleviates premature senescence associated with Hutchinson–Gilford progeria syndrome in mice. EMBO J，2023，42（1）：e110937.

[38] XIONG X D，JUNG H J，GOMBAR S，et al. MicroRNA transcriptome analysis identifies miR–365 as a novel negative regulator of cell proliferation in ZMPSTE24–deficient mouse embryonic fibroblasts. Mutat Res，2015，777：69–78.

[39] BRITTA M，JOANNA S，ASTRID J，et al. MicroRNA–29，a key regulator of collagen expression in systemic sclerosis. Arthritis Rheum，2010，62（6）：1733–1743.

[40] ZHANG C L，LIU X G，HE Q J，et al. miR-342-5p promotes ZMPSTE24-deficient mouse embryonic fibroblasts proliferation by suppressing GAS2. Mol Med Rep，2017，16（6）：8944–8952.

[41] GERMAIN N D，CHUNG W K，SARMIERE P D. RNA interference（RNAi）–based therapeutics for treatment of rare neurologic diseases. Mol Aspects Med，2023，91：101148.

[42] JADHAV V，VAISHNAW A，FITZGERALD K，et al. RNA interference in the era of nucleic acid therapeutics. Nat Biotechnol，2024，42：394–405.

[43] TRABER G M，YU A M. RNAi–Based Therapeutics and Novel RNA Bioengineering Technologies. J Pharmacol Exp Ther，2023，384：133–154.

[44] HU B，ZHONG L P，WENG Y H，et al. Therapeutic siRNA：state of the art. Signal Transduct Target Ther，2020，5（1）：101.

[45] HUANG S R，CHEN L S，LIBINA N，et al. Correction of cellular phenotypes of Hutchinson–Gilford progeria cells by RNA interference. Hum Genet，2005，118：444–450.

[46] MARTINO M，MOUAHID A，SERGENT M，et al. Supercritical millifluidic process for siRNA encapsulation in nanoliposomes for potential Progeria treatment（ex–vivo assays）. Journal of Drug Delivery Science and Technology，2023，87：104804.

[47] SCAFFIDI P，MISTELI T. Reversal of the cellular phenotype in the premature aging disease Hutchinson–Gilford progeria syndrome. Nat Med，2005，11：440–445.

[48] JOHN M L，CHIKA N，YIPING T，et al. Modulation of LMNA splicing as a strategy to treat prelamin A diseases. J Clin Invest，2016，126：1592–1602.

[49] FERNANDO G O，CLAIRE L N，JUAN C，et al. Splicing–directed therapy in a new mouse model of human accelerated aging. Sci Transl Med，2011，3（106）：106–107.

[50] MICHAEL R E，WAYNE A C，URRACA L T，et al. A targeted antisense therapeutic approach for Hutchinson–Gilford progeria syndrome. Nat Med，2021，27（3）：536–545.

[51] MADAIAH P，MICHAELA J，STEPHANIE K，et al. Systematic screening identifies therapeutic antisense oligonucleotides for Hutchinson–Gilford progeria syndrome. Nat Med，2021，27（3）：526–535.

[52] ERIKSSON M，BROWN W T，B GORDON L B，et al. Recurrent de novo point mutations in Lamin A cause Hutchinson–Gilford progeria syndrome. Nature，2003，423（6937）：293–298.

[53] WANG J J，YU Q M，TANG X X，et al. Epidemiological characteristics of patients with Hutchinson–Gilford progeria syndrome and progeroid laminopathies in China. Pediatr Res，2024，95（5）：1356–1362.

CHAPTER 8

第 8 章 早老症治疗的新型研发策略

（沈　宁　傅旭东　李　义　刘　畅）

8.1 早老症的小分子与细胞治疗策略

小分子与细胞治疗策略是早老症治疗的两种前沿方法。小分子治疗策略主要是通过使用小分子化合物来干预早老症的病理过程。这些化合物可以作用于细胞内的信号传导通路、基因表达调控或细胞代谢等方面，从而改善细胞的功能和延缓衰老的过程。细胞治疗的策略则是利用细胞本身的特性来修复或替代受损的组织和器官，从而改善早老症的症状。本章节通过靶向早老蛋白的治疗和干预早老蛋白诱导的细胞衰老的机制的治疗两个方面，对早老症现有的小分子与细胞治疗策略进行总结。

8.1.1 靶向早老蛋白的治疗手段

早老症主要是由于基因突变产生的异常蛋白引起，如经典型HGPS是由*LMNA*的G608点突变，进而引起Progerin的产生。因此，早老症最直接的治疗靶点是这些诱导早老症的异常蛋白。在此，我们将以经典型HGPS为例，介绍针对Progerin的治疗策略。

8.1.1.1 法尼基转移酶抑制剂

法尼基转移酶抑制剂（farnesyl transferase inhibitors，FTIs）是一类分子靶向抗肿瘤药物，其作用的靶分子是细胞信号转导通路中的Ras蛋白。法尼基转移酶抑制剂可抑制法尼基转移酶的活性，从而阻止Ras蛋白的法尼基化修饰，使其不能结合于细胞膜并发挥作用。

在经典型早老症中，FTI可以通过抑制早老蛋白的合成，起到治疗的效果。在此过程中，FTI，如洛那法尼（Lonafarnib），可以通过抑制法尼基转移酶（FTase）的活性，阻止早老蛋白的法尼基化的过程，从而减少其积累，抑制早老蛋白的损害，减缓疾病的发展[1-3]。Lonafarnib已被美国食品药品监督管理局批准用于治疗12个月及以上患者的HGPS和某些与*LMNA*基因突变相关的早老样核纤层蛋白病（PL）。Lonafarnib的常见的不良反应有胃肠道反应，如呕吐、腹泻、恶心等，大多数为轻度或中度。同时，Lonafarnib主要通过CYP3A代谢，因此不得与强效或中效CYP3A抑制剂、强效或中效CYP3A诱导剂以及某些HMG–CoA还原酶抑制剂（他汀类药物）和咪达唑仑同时使用。

当法尼基转移酶的作用被阻断时，Progerin可以替代性地被其他的戊烯基转移酶异戊烯化，这意味着FTI并不能完全阻止Progerin的异戊烯化的过程。这也部分解释了法尼基转移酶抑制剂对早老症小鼠模型和HGPS患者的疗效有限。为了解决这个问题，通过唑来膦酸（N–双膦酸盐）和普伐他汀（他汀）的联合疗法，阻断蛋白质法尼基化和香叶基香叶基化，从而缓解早衰表型[4]。按照同样的联合疗法的原理，一项临床试验将Lonafarnib、普伐他汀和唑来膦酸联合用于HGPS患者。结果表明，与 Lonafarnib单药治疗相比，添加普伐他汀和唑来膦酸可以进一步改善患者的骨矿物质的密度，但对改善患者的心血管的健康作用有限[1]。

8.1.1.2 反义寡核苷酸药物

由于HGPS是由前mRNA剪接突变导致的，反义寡核苷酸（antisense oligonucleotide，ASO）作为HGPS的治疗策略受到了广泛的关注。ASO介导的策略已经成功应用于多种疾病的治疗，包括肌营养不良症和脊髓性肌萎缩症，显示了其在基因调控方面的巨大潜力[5-7]。

具有治疗活性的ASO主要通过两种机制发挥作用：一种是利用RNase H酶降解，与ASO形成DNA–RNA杂交体的靶RNA；另一种是通过非RNase H介导的机制，通常是通过空间位阻来阻止RNA加工机制对其靶序列的作用[7]。研究报道显示，使用经过化学修饰的吗啉代ASO（如SRP–2001）能靶向*LMNA*基因第 11 号外显子中的突变剪接位点，阻止异常剪接的发生，在体外和体内实验中均显著减少早老蛋白的产生，逆转HGPS的细胞衰老和损伤，并明显缓解HGPS小鼠模型的生理功能和延长其寿命[8-11]。除此之外，通过系统探索靶序列和主链化学的作用，筛选出有效的靶向*LMNA*第 12 号外显子以及通过非RNase II介导的机制发挥作用的ASO、L–B143[12]，可以降低早衰小鼠中Progerin的mRNA水平和蛋白质的水平；同时，心脏功能明显恢复和小鼠寿命显著延长。另外，ASO的治疗也存在一定的风险，即可能会影响核纤层蛋白C的选择性剪接，甚至可能影响核纤层蛋白A的选择性剪接。不专一的ASO可能会导致正常的核纤层蛋白的干扰，造成负面效果[11]。

8.1.1.3 自噬–溶酶体途径降解Progerin

错误剪切产物Progerin在细胞内的积累是造成HGPS疾病发生的关键因素，因此，通过自噬–溶酶体途径加速Progerin降解也是治疗HGPS的可行策略。

雷帕霉素（mTOR通路抑制剂）通过激活自噬溶酶体途径加速早老症患者来源的成纤维细胞中的早老蛋白的降解，进而改善细胞核形态和异染色质组织，延缓衰老[13]。同时，给缺乏层蛋白A/C的小鼠施用雷帕霉素，可恢复心脏、骨骼肌功能以及代谢稳态，并延长小鼠的寿命[14, 15]。此外，蛋白酶体抑制剂MG132也被报道通过自噬诱导早老蛋白的降解，显著改善核形状的异常，减少衰老细胞的数量，增加增殖细胞的数量，恢复正常的细胞表型，并提高HGPS细胞中失调基因的表达水平[16]。*LMNA*启动子含有视黄酸反应元件（L–RARE），全反式视黄酸（ATRA）也被报道能够促进自噬[17, 18]。全反式视黄酸（ATRA）的处理可有效降低HGPS患者来源的成纤维细胞中的早老蛋白的含量，且与雷帕霉素联合使用能显著改善早衰细胞的表型，包括核形状、染色质组织、甲基化组蛋白分布、DNA损伤修复、细胞周期和增殖[19]。

8.1.1.4 消除早老蛋白异常的相互作用

早老蛋白可以直接与层蛋白A/C结合并诱导严重的核异常现象。科学家通过化合物库筛选确定3种可有效阻断早老蛋白–层蛋白A/C结合的化合物（JH1、JH4和JH13），尤其是JH4，可显著缓解核异常并逆转HGPS细胞的衰老，包括生长停滞和与衰老相关的β–半乳糖苷酶的活性。同时，JH4的干预也显著改善HGPS早衰小鼠的多种早衰表型，并显著延长早衰小鼠的寿命[20]。由于JH4在体内会很快代谢，科学家通过化学修饰来改善其性质，获得了优化的候选药物Progerinin（SLC–D011），在增加稳定性的同时，仍保持对HGPS疾病的显著的改善作用[21]。

8.1.2 干预早老症的细胞衰老表型

早老症具有多种与自然衰老相似的细胞表型，例如染色质重塑、细胞阻滞、代谢异常、形态改变、溶酶体功能损伤、分泌表型异常、细胞表面标志改变。研究指出，针对细胞衰老特征的干预方法，也可以用于早老症的治疗。下文将以HGPS为代表，介绍干预早老症细胞衰老表型的治疗方法。

8.1.2.1 恢复核蛋白质的运输

在HGPS细胞中，最为显著的变化之一是由Progerin的累积所引发的核膜（nuclear envelope，NE）结构异常。核膜通过核骨架和细胞骨架连接体（linker of nucleoskeleton and cytoskeleton，LINC）的复合物，与细胞骨架形成了稳固的物理连接。这一连接机制对于实现细胞核内部与细胞质之间的通讯至关重要，并且是确保细胞核内结构精确定位的基本前提。然而，在HGPS的病理过程中，Progerin的生成导致层蛋白的数量显著下降[22]。层蛋白是构成核纤层（nuclear lamina）的主要成分，它们对于维持核膜的完整性和稳定性发挥着关键的作用。在正常的情况下，层蛋白与LINC复合物协同工作，共同调节着细胞核与细胞质之间的物质交流和信号传递。在HGPS细胞中，由于Progerin的异常积累，层蛋白的结构和功能受到了严重的干扰。这不仅破坏了核膜的完整性，还削弱了LINC复合物与细胞骨架之间的连接，进而影响了细胞核与细胞质之间的正常通讯和物质交换。这些变化最终导致细胞核结构的紊乱，加速了细胞的衰老，从而引发了早老症的一系列的临床表现。

HGPS患者的成纤维细胞表现为核质穿梭缺陷，导致蛋白质到细胞核的转运异常。

HGPS 细胞中的微管稳定化将非经典的核输入蛋白 Transportin-1（TNPO1）隔离在细胞质中，从而影响其货物（包括核孔蛋白 NUP153）的核定位。科学家鉴定出小分子 Remodelin（乙酰转移酶 NAT10 抑制剂），可通过重新激活 TNPO1 依赖的核输入途径，改善 HGPS 儿童来源的成纤维细胞的一系列的衰老表型，包括核形状、染色质组织，并降低这些细胞中的 DNA 损伤标志物[23, 24]。同时，研究也显示 Remodelin 干预后抑制 N-乙酰转移酶 10（NAT10），显著缓解 HGPS 早衰小鼠的心脏病理表型，并且延长早衰小鼠的寿命[25]。

Progerin 会驱动 CRM1 过表达，加剧 HGPS 细胞中的核蛋白输出途径，从而扰乱 CRM1 靶蛋白的核质分配。Leptomycin B（LMB，一种特异性 CRM1 抑制剂）的干预能下调 CRM1 的水平，恢复其核质分配，从而显著缓解 HGPS 细胞的衰老表型，包括衰老细胞的形态、异染色质丢失、核形态缺陷和核仁扩大[26]。

8.1.2.2 恢复线粒体的功能

HGPS 细胞的线粒体功能存在障碍，其具体的特征表现为线粒体形态缺陷、线粒体活动性下降、呼吸受损、活性氧（ROS）积累和 ATP 的水平降低、线粒体自噬损伤。这些是 HGPS 加速细胞衰老的重要机制，因此，通过恢复线粒体功能也是缓解 HGPS 疾病的可行策略。

根据研究报道显示，突变型毛细血管扩张性共济失调抑制剂 KU-60019[27]、抗氧化剂化合物亚甲蓝[28]、ROCK1 抑制剂 Y-27632[29]、NRF2 激动剂萝卜硫素等均通过恢复或改善线粒体的功能[30]，从而改善 HGPS 细胞的衰老表型。同样，线粒体自噬诱导剂 UMI-77，通过恢复 HGPS 细胞中的线粒体自噬水平，改善线粒体的功能，从而缓解与衰老相关的表型，并且同样可以改善早老症小鼠整体的衰老表型，并延长早老症小鼠的寿命[31]。

8.1.2.3 干细胞疗法

干细胞具有自我更新和分化为多种细胞类型的能力，因此被认为在细胞疗法中具有巨大的潜力。通过移植健康的干细胞到 HGPS 患者体内，可以替代受损的细胞，从而改善细胞衰老的表型，恢复组织功能。

一名被诊断为 HGPS 的 13 岁男孩接受了 3 次来自无关供体的同种异体脐带血细胞静脉输注。治疗 1 年后，脉搏速度、双侧最大内膜中层厚度和血脂异常的情况明显有改善。此外，上肢关节的灵活性也有所增加。分子检测显示促炎因子和动脉粥样硬化水平也明显下调[32]。在整个研究期间以及 1 年后未观察到严重的不良事件。这是首次报道的 HGPS 患者同种异体脐带血试验案例，展现了干细胞疗法在早老症中的潜在应用。

8.2 大数据分析在早老症治疗研发中的潜在应用

大数据（big data）通常指具有“5V”特征的非结构化数据集合，即数据体量（volume）、处理速度（velocity）、数据多样性（variety）、数据准确性（veracity）和价值密度（value）[33]。与传统的数据不同，大数据的核心处理技术依赖于分布式计算框架（如Hadoop、Spark）和机器学习算法，通过模式识别、关联分析等手段挖掘数据的潜在价值[34]。在医疗健康领域，医学大数据涵盖了电子健康记录、医学影像、组学数据、临床试验数据等多种信息。这些数据呈现出一些典型的特征：如多模态异构性，包括影像、数据等结构化与非结构化的数据；强专业壁垒，数据解读需结合生物学、病理学和临床知识，专业性的要求高[35]。在这些数据中，组学数据因其多样性、复杂性和对疾病机制的深入揭示能力，成为精准医学和个性化医疗研究的热点。

8.2.1 组学研究

组学研究是指在整体水平上研究生物分子的方法，涵盖基因组学、转录组学、蛋白质组学、代谢组学等多种类型。这些单组学的研究方法各自关注生物系统的不同层面。

1. 基因组学（genomics）

其是通过全基因组测序（whole genome sequencing，WGS）或全外显子组测序（whole exome sequencing，WES），获取生物体DNA序列的相关信息。研究内容包括基因的序列、结构和多样性，以及基因组中的各种变异形式，有助于理解基因的功能，识别疾病相关的变异。

2. 转录组学（transcriptomics）

其是利用RNA测序等技术，分析细胞或组织在特定的条件下的全部RNA产物，实现定量分析。转录组学有助于理解基因的表达如何影响生物学的过程，例如通过对比健康和病理条件下基因表达量的改变可以有效挖掘与疾病关联的基因。

3. 蛋白质组学（proteomics）

其是通过质谱（mass spectrometry）等高通量技术，研究生物体内全部蛋白质的表达、结构、功能和相互作用。蛋白质组学主要关注蛋白质的表达水平、翻译后修饰、相互作用、细胞定位等内容，可以提供更接近表型的分析，如鉴定疾病相关的蛋白质标志物并应用于早期诊断等。

4. 代谢组学（metabonomics）

其是利用磁共振和液相/气相色谱–质谱联用等技术，测定生物样品中小分子代谢物的种类和浓度。通过代谢组学数据，可以分析生物体代谢通路的变化，了解代谢紊乱和疾病发展的关系。另外，也可以利用代谢组学检测药物对机体代谢的影响，评估药物的安全性。

5. 其他

更多的组学研究还包括表观基因组学（epigenomics），该组学研究基因组的相关功能改变而不涉及核苷酸序列的变化，单细胞组学（single-cell omics）在单个细胞水平上进行基因组、转录组、表观基因组等分析，揭示组织内细胞的异质性和动态变化。空间组学（spatial omics）实现对基因或蛋白质在组织中的空间分布的高通量分析等多种其他组学、测序研究策略。

8.2.2 早老症的组学研究

早老症的组学研究主要采用单一组学的研究策略。其中，基于转录组测序技术，研究者发现早老素的表达会诱导血管平滑肌细胞出现促纤维化和促炎症的与衰老相关的分泌表型，可能是早老素改变血管命运的机制之一[36]。另一项基于蛋白组的研究则着眼于心脏衰老，发现乳粘素（lactadherin）和胶原蛋白VI α6（collagen VI α6）等13种蛋白在心脏的正常衰老和早老症的病理衰老中起重要的作用[37]。此外，其他组学方面的研究中，有研究者在表观基因组层面通过ATAC–seq技术发现了早老症中LAD的表观遗传失调[38]，也有利用代谢组质谱技术发现了更多早老症的生物标志物[39]等。

然而，生命体的功能与调控是一个复杂的网络系统，单一的组学研究往往无法全面揭示其机制。多组学联合分析通过整合不同层次的生物学数据，提供了更全面和更深入的理解，尤其在解析复杂疾病方面具有广阔的应用前景。对于罕见病，由于病例数量有限，单一组学也存在着数据量导致的局限性，而多组学整合策略能够更有效地挖掘疾病的分子基础。最常见的联合分析有基因组学和转录组学的联合分析，通过基因组测序获取基因变异的信息，通过RNA测序获取基因表达量的变化，分析变异是如何影响基因表达，进而导致病理发生的。而通过转录组和蛋白组学的联合分析，则可以发现一些转录水平高而蛋白翻译水平低的基因，进而挖掘可能的翻译抑制或蛋白质降解等调控过程，更好地理解相应的分子机制。例如在此前的一篇关于*LMNA*的研究中，研究者通过结合RNA测序、ATAC测序、Hi–C测序3个组学测序数据分析阐明了*LMNA*编码的Lamin A/C蛋白在防止心血管细胞功能异常方面的作用机制[40]。

在早老症的研究领域，多组学联合分析被用来进一步挖掘与早老症相关的分子机制，并评估治疗方案的效果。在一项利用转录组和蛋白组联合分析的研究中，研究者对比了在mRNA转录水平和蛋白质翻译水平上均差异表达的基因，筛选出一组24个差异表达的基因。进一步的研究定位了PRPS1蛋白，发现其功能丧失会引发早衰过程中核苷酸和嘌呤代谢的异常[41]。另一项关于端粒酶mRNA（hTERT）治疗策略的研究中，研究者同样结合转录组和蛋白质组，发现hTERT治疗策略可以减弱炎症细胞因子的表达和释放，并通过诱导*SIRT1*基因表达来抑制DNA损伤反应，使内皮细胞功能正常化，实现对早老症的治疗效果[42]。在笔者团队正在进行的一项研究中，研究人员结合转录组学、代谢组学和Hi–C测序等多组学数据，并对比正常衰老的多组学数据，对不同基因型的早老症患者进行综合分析，以期深入揭示早老症的分子机制。在这个研究中，RNA测序能够比较不同基因型的早老症患者之间，以及早老症与正常衰老之间的基因表达的差异，识别与细胞老化、DNA修复和细胞凋亡等相关的关键基因和信号通路。代谢组学数据揭示了早老症患者在能量代谢、氧化应激和脂质代谢等方面的异常，帮助理解这些代谢变化如何影响细胞功能和早老症的症状。Hi–C测序展示了基因组的三维结构的变化，揭示了染色质构象和基因间长距离相互作用的差异，这些结构上的改变可能影响基因的调控和表达。通过将早老症患者的多组学数据与正常的衰老数据进行对比，可以区分早老症特有的分子特征和与正常衰老共享的老化机制，识别早老症患者的特异性的病理变化，理解疾病的加速进程。此外，通过对不同基因型之间的多组学数据分析比对，可以区分在类似疾病表型背后隐藏的不同的分子机制，解释不同基因型患者之间的差异，进而设计不同的治疗策略。

综上，在早老症的研究中，综合多组学数据可以构建全面的分子网络模型，阐明基因变异、基因表达改变、代谢变化和基因组结构变化等病理变化之间的相互作用，以及它们如何共同导致细胞功能失调和疾病表型的出现。这样的分析策略不仅有助于深入理解早老症的病理机制，还能识别潜在的治疗靶点和生物标志物，更有效地对不同基因型的患者进行分型，为个性化的医疗提供科学依据。

8.3 人工智能在早老症治疗中的应用

近年来，高速发展的人工智能（artificial intelligence，AI）作为数据价值转化的核心技术，在精准医疗和药物研发领域展现出突破性的应用潜力，已成为医学研究的热点。基于Transformer架构的大型语言模型（LLM），如GPT–4、Gemini等，通过自监督学习机制，已经实现了接近人类水平的生物医学文本理解能力[43]。在大数据分析方面，AI可以高效解析大量的基因组数据，识别与疾病相关的基因突变、生物标志物和分子通路，从而辅助疾病的预测、诊断和个性化治疗方案的制定[44]。在药物研发的领域，生成式AI（如AlphaFold系列）在蛋白质结构预测和分子生成方面取得了里程碑式的突破，显著降低了药物发现的成本[45]。人工智能算法能够在海量的生物学数据中发现潜在的药物靶点，深化对疾病机制的理解，指导新药研发的方向[46]。此外，AI可以模拟化合物与生物靶点的相互作用，高效筛选出潜在的候选药物，大幅降低实验筛选的成本[47]。这些技术的融合应用，使得药物研发从传统的“试错”模式转向更加高效的“设计”模式，加速了新药的发现与上市的进程。

如前文所述，在早老症的药物研发领域，基因治疗药物是新兴的治疗策略，包括以CRISPR技术为核心的基因编辑疗法和小核酸药物等。这些领域正是AI技术的热点应用方向。

CRISPR基因编辑的关键在于单链向导RNA（sgRNA）的设计，其效率和特异性直接影响编辑效果。基于AI的机器学习模型，如DeepCRISPR [48]、TransCRISPR[49]等能够通过学习大量已知的sgRNA序列和实验结果，预测新的sgRNA在特定位点的编辑效率，优化sgRNA设计。在早老症中，*LMNA*基因的突变是致病的核心。通过机器学习，研究者可以设计出针对*LMNA*基因突变的最优sgRNA，提高基因校正的成功率，减少实验的时间和成本。同时，脱靶效应是CRISPR技术面临的主要的安全问题，可能导致基因组不稳定或引发其他的突变。人工智能算法能够通过分析基因组序列特征，预测sgRNA可能的脱靶位点。已有大量的AI算法致力于CRISPR脱靶效应的研究，如TIGER[18]、CIRCLE–seq[51]等，可以进一步提高CRISPR疗法的安全性。

在核酸药物领域，AI技术则被用来快速筛选高效的序列靶点。例如在ASO药物领域，传统的ASO设计依赖于人为主观判断选择与低通量实验筛选[52，53]。但是因为ASO合成的成本高，低通量筛选不仅耗时、耗力、耗钱，而且针对不同的突变基因型的药物设计的可迁移性差，不利于ASO疗法的广泛应用。而AI算法，如应用于调节RNA剪接的ASO设计的算法eSkip–Finder[54]，实现了在计算模拟层面的高通量模拟预测。笔者团队也致力于自主开发ASO设计算法。该算法应用于Gapmer型的ASO靶点预测，可以快速筛选出高效率的候选的ASO序列靶点。团队利用这个算法，在pre–lamin的3’UTR区域筛选出部分高效位点，并进一步通过实验验证开发了ASO药物LM2556，可以有效地降解细胞内Progerin mRNA，进而降低Progerin蛋白的表达水平。进一步的小鼠实验也证实了该药物的治疗效果。在靶点预测外，也有AI算法致力于解析ASO设计中的化学修饰[55]，进一步提高靶向有效靶点的ASO的作用效果。

最新的AI技术发展也为早老症的治疗带来了新的方向。近年来，兴起的基于生成式AI的算法AlphaFold展现了高效而准确的蛋白质三维结构预测能力，其最新版本AlphaFold 3[56]已经能够以原子精度预测蛋白质的结构，在蛋白质设计和药物开发中的应用前景广阔。同时，生成式AI算法RFdiffusion [57]则可以实现全新蛋白分子的从头设计，并成功开发出一种可中和致命眼镜蛇毒素的新型蛋白质[58]。这些研究展示了AI算法设计药物的潜力，通过使用此类生成式AI算法，研究人员有可能设计出直接靶向Progerin蛋白的新的蛋白质或小分子药物，为早老症的治疗提供新的可能性。

综上所述，大数据和人工智能在早老症治疗领域的应用，推动了对疾病机制的深入理解和新型治疗策略的开发。通过多组学数据的综合分析，我们能够构建全面的分子网络模型，为个性化医疗提供科学依据。人工智能技术的融合应用，使得药物研发更加高效和精准，为早老症等罕见病的治疗带来了新的希望。

参考文献

[1] LESLIE B G，MONICA E K，JOE M，et al. Clinical trial of the protein farnesylation inhibitors lonafarnib，pravastatin，and zoledronic acid in children with Hutchinson–Gilford progeria syndrome. Circulation，2016，134（2）：114–125.

[2] MURTADA S，MIKUSH N，WANG M，et al. Lonafarnib improves cardiovascular function and survival in a mouse model of Hutchinson–Gilford progeria syndrome. Elife，2023，12：e82728.

[3] MARI S，LINDA J B J，SOLOMON C，et al. FDA approval summary for lonafarnib（Zokinvy）for the treatment of Hutchinson–Gilford progeria syndrome and processing–deficient progeroid laminopathies. Genet Med，2023，25（2）：100335.

[4] IGNACIO V，SANDRINE P，ALEJANDRO P U，et al. Combined treatment with statins and aminobisphosphonates extends longevity in a mouse model of human premature aging. Nat Med，2008，14（7）：767–772.

[5] MANN C J，HONEYMAN K，CHENG A J，et al. Antisense–induced exon skipping and synthesis of dystrophin in the mdx mouse. Proc Natl Acad Sci USA，2001，98（1）：42–47.

[6] MARCO A P，JIE B，AMY M R，et al. Antisense oligonucleotides delivered to the mouse CNS ameliorate symptoms of severe spinal muscular atrophy. Sci Transl Med，2011，3（72）：72ra18.

[7] BENNETT C F. Therapeutic antisense oligonucleotides are coming of age. Annu Rev Med，2019，70：307–321.

[8] SCAFFIDI P，MISTELI T. Reversal of the cellular phenotype in the premature aging disease Hutchinson–Gilford progeria syndrome. Nat Med，2005，11（4）：440–445.

[9] FERNANDO G O，CLAIRE L N，JUAN C，et al. Splicing–directed therapy in a new mouse model of human accelerated aging. Sci Transl Med，2011，3（106）：106ra107.

[10] LOREN G F，JENNIFER K N，JAN L，et al. Prelamin A and Lamin A appear to be dispensable in the nuclear lamina. J Clin Invest，2006，116（3）：743–752.

[11] MICHAEL R E，WAYNE A C，URRACA L T，et al. A targeted antisense therapeutic approach for Hutchinson–Gilford progeria syndrome. Nat Med，2021，27（3）：536–545.

[12] MADAIAH P，MICHAELA J，STEPHANIE K，et al. Systematic screening identifies therapeutic antisense oligonucleotides for Hutchinson–Gilford progeria syndrome. Nat Med，2021，27（3）：526–535.

[13] KAN C，JOHN J G，CECILIA D B，et al. Rapamycin reverses cellular phenotypes and enhances mutant protein clearance in Hutchinson–Gilford progeria syndrome cells. Sci Transl Med，2011，3（89）：89ra58.

[14] FRESNIDA J R，STEVEN C C，MICHAEL G G，et al. Rapamycin reverses elevated mTORC1 signaling in lamin A/C–deficient mice，rescues cardiac and skeletal muscle function，and extends survival. Sci Transl Med，2012，4（144）：144ra103.

[15] LIAO C Y，ANDERSON S S，CHICOINE N H，et al. Rapamycin reverses metabolic deficits in Lamin A/C–deficient mice. Cell Rep，2016，17（10）：2542–2552.

[16] KARIM H，CLAIRE N，DANIELLE D，et al. MG132–induced progerin clearance is mediated by autophagy activation and splicing regulation. EMBO Mol Med，2017，9（9）：1294–1313.

[17] RAJAWA Y，HILIOTI Z，BOSSIS I. Autophagy：a target for retinoic acids. Autophagy，2010，6（8）：1224–1226.

[18] RAJAWAT Y，HILIOTI Z，BOSSIS I. Retinoic acid induces autophagosome maturation through redistribution of the cation–independent mannose–6–phosphate receptor. Antioxid Redox Signal，2011，14（11）：2165–2177.

[19] CAMILLA P，MARTA C，CRISTINA C，et al. All–trans retinoic acid and rapamycin normalize Hutchinson

Gilford progeria fibroblast phenotype. Oncotarget，2015，6（30）：29914–29928.

[20] LEE S J，JUNG Y S，YOON M H，et al. Interruption of progerin–Lamin A/C binding ameliorates Hutchinson–Gilford progeria syndrome phenotype. J Clin Invest，2016，126（10）：3879–3893.

[21] KANG S M，YOON M H，AHN J，et al. Progerinin，an optimized progerin–Lamin A binding inhibitor，ameliorates premature senescence phenotypes of Hutchinson–Gilford progeria syndrome. Commun Biol，2021，4（1）：5.

[22] JANINE R，RÜDIGER W，MICHAEL W，et al. Neonatal progeria：increased ratio of progerin to Lamin A leads to progeria of the newborn. Eur J Hum Genet，2012，20（9）：933–937.

[23] DELPHINE L，EMMANUELLE V，SAMUEL R，et al. Inhibition of the acetyltransferase NAT10 normalizes progeric and aging cells by rebalancing the Transportin–1 nuclear import pathway. Sci Signal，2018，11（537）：eaar5401.

[24] DELPHINE L，SÉBASTIEN B，MUKERREM D，et al. Chemical inhibition of NAT10 corrects defects of laminopathic cells. Science，2014，344（6183）：527–532.

[25] GABRIEL B，DELPHINE L，ANA C B，et al. Targeting of NAT10 enhances healthspan in a mouse model of human accelerated aging syndrome. Nat Commun，2018，9（1）：1700.

[26] GARCÍA–AGUIRRE I，ALAMILLO–INIESTA A，RODRÍGUEZ–PÉREZ R，et al. Enhanced nuclear protein export in premature aging and rescue of the progeria phenotype by modulation of CRM1 activity. Aging Cell，2019，18（5）：e13002.

[27] MYEONG U K，JAE W K，YOUNG–SAM L，et al. Alleviation of senescence via ATM inhibition in accelerated aging models. Mol Cells，2019，42（3）：210–217.

[28] XIONG Z M，CHOI J Y，WANG K，et al. Methylene blue alleviates nuclear and mitochondrial abnormalities in progeria. Aging Cell，2016，5（2）：279–290.

[29] HYUN T K，JOON T P，KOBONG，et al. Chemical screening identifies ROCK as a target for recovering mitochondrial function in Hutchinson–Gilford progeria syndrome. Aging Cell，2017，16（3）：541–550.

[30] ERI K，BHAVANA C，PRERNA S，et al. Sulforaphane reactivates cellular antioxidant defense by inducing Nrf2/ARE/Prdx6 activity during aging and oxidative stress. Sci Rep，2017，7（1）：14130.

[31] SUN Y Y，XU L，LI Y，et al. Mitophagy defect mediates the aging–associated hallmarks in Hutchinson–Gilford progeria syndrome. Aging Cell，2024，23（6）：e14143.

[32] MI R S，IKHYUN L，JONGWOOK K，et al. Efficacy of cord blood cell therapy for Hutchinson–Gilford progeria syndrome–a case report. Int J Mol Sci，2021，22（22）：12316.

[33] CHEN M，MAO S，LIU Y. Big data：a survey. Mobile Networks and Applications，2014，19：171–209.

[34] DEAN J，GHEMAWAT S. MapReduce：simplified data processing on large clusters. Communications of the ACM，2008，51：107–113.

[35] RISTEVSKI B，CHEN M. Big data analytics in medicine and healthcare. Journal of Integrative Bioinformatics，2018，15（3）：20170030.

[36] COLL–BONFILL N，MAHAJAN U，SHASHKOVA E V，et al. Progerin induces a phenotypic switch in vascular smooth muscle cells and triggers replication stress and an aging–associated secretory signature. Geroscience，2023，45（2）：965–982.

[37] SANTINHA D，VILAÇA A，ESTRONCA L，et al. Remodeling of the cardiac extracellular matrix proteome during chronological and pathological aging. Mol Cell Proteomics，2024，23（1）：100706.

[38] KÖHLER F，BORMANN F，RADDATZ G，et al. Epigenetic deregulation of lamina–associated domains in Hutchinson–Gilford progeria syndrome. Genome Med，2020，12（1）：46.

[39] MONNERAT G，EVARISTO G P C，EVARISTO J A M，et al. Metabolomic profiling suggests systemic signatures of premature aging induced by Hutchinson–Gilford progeria syndrome. Metabolomics，2019，15（7）：100.

[40] WANG Y，ELSHERBINY A，KESSLER L，et al. Lamin A/C–dependent chromatin architecture safeguards naïve pluripotency to prevent aberrant cardiovascular cell fate and function. Nature Communications，2022，13：6663.

[41] MATEOS J，FAFIÁN–LABORA J，MORENTE–LÓPEZ M，et al. Next–generation sequencing and quantitative proteomics of Hutchinson–Gilford progeria syndrome–derived cells point to a role of nucleotide metabolism in premature aging. PLoS One，2018，13（10）：e0205878.

[42] MOJIRI A，WALTHER B K，JIANG C，et al. Telomerase therapy reverses vascular senescence and extends lifespan in progeria mice. Eur Heart J，2021，42（42）：4352–4369.

[43] BROWN T B，MANN B，RYDER N，et al. Language models are few–shot learners. Advances in Neural Information Processing Systems，2020，33：1877–1901.

[44] TOPOL E J. High–performance medicine：the convergence of human and artificial intelligence. Nature Medicine，2019，25：44–56.

[45] JUMPER J，EVANS R，PRITZEL A，et al. Highly accurate protein structure prediction with AlphaFold. Nature，2021，596：583–589.

[46] ZHAVORONKOV A，IVANENKOV Y A，ALIPER A，et al. Deep learning enables rapid identification of potent DDR1 kinase inhibitors. Nature Biotechnology，2019，37：1038–1040.

[47] EKINS S，PUHL A C. AI and big data：profound changes in drug discovery and commercialization. Trends in Pharmacological Sciences，2019，40：547–549.

[48] CHUAI G，MA H，YAN J，et al. DeepCRISPR：optimized CRISPR guide RNA design by deep learning. Genome Biology，2018，19：80.

[49] WOŹNIAK T，SURA W，KAZIMIERSKA M，et al. TransCRISPR–sgRNA design tool for CRISPR/Cas9 experiments targeting specific sequence motifs. Nucleic Acids Research，2023，51：W577–W586.

[50] WESSELS H H，STIRN A，MÉNDEZ–MANCILLA A，et al. Prediction of on–target and off–target activity of CRISPR–Cas13d guide RNAs using deep learning. Nature Biotechnology，2024，42：628–637.

[51] TSAI S Q，NGUYEN N T，MALAGON–LOPEZ J，et al. CIRCLE–seq：a highly sensitive in vitro screen for genome–wide CRISPR–Cas9 nuclease off–targets. Nature Methods，2017，14：607–614.

[52] CHAN J H，LIM S，WONG W S. Antisense oligonucleotides：from design to therapeutic application. Clinical and Experimental Pharmacology and Physiology，2006，33：533–540.

[53] FAR R K，NEDBAL W，SCZAKIEL G. Concepts to automate the theoretical design of effective antisense oligonucleotides. Bioinformatics，2001，17：1058–1061.

[54] CHIBA S，LIM K R Q，SHERI N，et al. eSkip–Finder：a machine learning–based web application and database to identify the optimal sequences of antisense oligonucleotides for exon skipping. Nucleic Acids Research，2021，49：W193–W198.

[55] HWANG G，KWON M，SEO D，et al. ASOptimizer：optimizing antisense oligonucleotides through deep learning for IDO1 gene regulation. Molecular Therapy–Nucleic Acids，2024，35：102186.

[56] ABRAMSON J，ADLER J，DUNGER J，et al. Accurate structure prediction of biomolecular interactions with AlphaFold 3. Nature，2024，630：493–500.

[57] WATSON J L，JUERGENS D，BENNETT N R，et al. De novo design of protein structure and function with RFdiffusion. Nature，2023，620：1089–1100.

[58] VÁZQUEZ TORRES S，BENARD VALLE M，MACKESSY S P，et al. De novo designed proteins neutralize lethal snake venom toxins. Nature，2025，639（8053）：225–231.

CHAPTER 9

第 9 章 早老症研究的未来发展

（毛建华　胡丽丹）

对早老症的研究，从早期对其症状的初步认知，到如今对复杂的病理机制的深入剖析，每一步都凝聚着科研人员的智慧与心血。随着基因编辑、干细胞技术等前沿科技的蓬勃发展，早老症研究迎来了前所未有的机遇期。本章节聚焦早老症研究的未来方向，旨在系统梳理和探讨这一领域在多个关键层面的前沿进展与潜在的突破。希望通过这些内容，能为关注早老症研究的各界人士提供全面且深入的参考，共同推动早老症研究事业的进步，为攻克这一难题、造福患者贡献力量。

9.1 早老症标志物的未来发展

早老症的相关研究不仅有助于我们认识、治疗和预防早老症的发生发展，同时也有助于我们理解生理性衰老过程中的生物学变化。

通过高通量生物技术，如转录组学、蛋白质组学和代谢组学，研究者能够在全基因组水平上筛选与早老症相关的新标志物。这些技术可以揭示未知的病理机制和潜在的治疗靶点，为早老症的治疗提供新的思路和方向。衰老标志物不限于早老症，同样适用于心血管疾病、神经退行性疾病等多种与年龄相关的疾病，为这些疾病的诊断、监测和治疗提供新的视角和方法。通过这些研究和应用，早老症标志物将继续扩展其在生物医学领域的影响，推动老化科学和相关疾病治疗策略的进步。

随着衰老的进展、时间的推移，人类DNA甲基化会受到重大的损害，这和一系列与年龄相关的疾病有关，包括心血管疾病和癌症。目前，科研人员已经发现了各种与年龄相关的DNA甲基化的变化，包括在单个CpGs水平上的差异甲基化和可变甲基化，以及在整个甲基组水平上的变化。DNA甲基化衰老时钟作为一种衰老评估方法，基于与时间或年龄密切相关的DNA甲基化标记，可以准确地量化与年龄相关的表型和结果。科学家们通过分析甲基化模式，设计了不同种族的衰老时钟，如Epigenetic clock和iCAS–DNAmAge，用于预测人类的生理年龄，精确度高达98%。未来，这些DNA甲基化衰老时钟有望应用于早老症患儿的病情评估，并用于预测病情的进展和严重的心血管事件的发生。

在未来，标志物的组合使用可能通过算法和大数据分析，更精确地预测疾病进展和治疗响应。此外，随着基因编辑技术的发展，个性化医疗将可能直接针对特定的遗传标志物进行干预，从根本上修正疾病的发生机制。

9.2 跨学科合作与技术创新

早老症的研究需要多学科的交叉合作，以应对其复杂的病理机制。

基因编辑技术：CRISPR/Cas9 技术为早老症的治疗提供了革命性的工具。研究表明，通过CRISPR/Cas9 修复*LMNA*基因的突变，可以显著减少Progerin的表达，改善细胞和动物模型的表型[1]。然而，该技术的临床应用仍面临挑战，如脱靶效应和递送效率问题。未来，碱基编辑（base editing）和先导编辑（prime editing）等新型基因编辑技术可能提供更精确和更安全的解决方案。

干细胞技术：诱导性多能干细胞（iPSCs）技术使得研究者能够从早老症患者中生成疾病模型，用于药物筛选和机制研究。例如，通过iPSCs分化为血管内皮细胞，可以研究早老症中血管老化的机制[2]。

类器官和 3D 培养技术：类器官模型能够更好地模拟人体组织的结构和功能，为早老症的研究提供更真实的实验平台。例如，利用早老症患者的皮肤类器官，可以研究表皮老化和修复机制[3]。

9.3 临床研究与治疗策略

尽管目前早老症的治疗手段仍然有限，但基于细胞和动物模型的研究已为开发潜在的治疗策略提供了基础。也发现了一些具有前景的治疗策略，如Farnesyl转移酶抑制剂（FTIs）能够抑制Progerin的成熟过程，减少其在核膜中的积累[4]。洛那法尼是最具代表性的FTI药物之一，已在临床试验中显示出延长HGPS患者寿命的效果[4, 5]；使用CRISPR/Cas9 技术修复*LMNA*基因突变也被认为是潜在的治愈手段，虽然目前这项技术还处于早期实验的阶段，但其在细胞和动物模型中的成功为临床应用提供了希望；此外，抗炎药物（如IL–6 抑制剂等）也被用来减轻慢性炎症，延缓早老症的进展[6]。

9.4 老龄化研究与跨疾病应用

早老症的研究不仅有助于理解早老症本身，还能为正常的衰老和与年龄相关的疾病提供重要的线索。与衰老相关的疾病：早老症标志物的发现和应用可以扩展到心血管疾病、神经退行性疾病（如阿尔茨海默病）和癌症等与年龄相关的疾病。例如，Progerin在正常的衰老中的积累与血管老化和动脉粥样硬化密切相关[7]。

抗衰老研究：早老症的研究为开发抗衰老药物提供了重要的模型。例如，雷帕霉素（mTOR抑制剂）和Senolytics（清除衰老细胞的药物）在早老症模型中显示出延缓衰老的效果[8]。

9.5 社会与伦理问题

随着早老症研究的深入，相关的社会和伦理问题也需引起重视。

基因编辑的伦理问题：CRISPR/Cas9 技术的应用引发了对人类基因改造的伦理讨论，特别是在生殖细胞编辑方面。

数据隐私与安全：个性化医疗依赖于大规模生物数据的收集和分析，如何保护患者的数据隐私是一个重要问题。医疗公平性：早老症治疗的高成本可能限制其在发展中国家的普及，如何实现医疗资源的公平分配是一个挑战。

早老症研究的未来方向涵盖了标志物的发现、技术创新、临床治疗、个性化医疗以及跨学科合作等多个领域。通过这些研究，早老症不仅将成为一个可治疗的疾病模型，还将为理解正常的衰老和开发抗衰老策略提供重要的启示。随着技术的进步和跨学科合作的深入，早老症研究将继续推动生物医学领域的发展，为人类的健康带来深远的影响。

参考文献

[1] SANTIAGO–FERNÁNDEZ O，OSORIO F G，QUESADA V，et al. Development of a CRISPR/Cas9–based therapy for Hutchinson–Gilford progeria syndrome. Nature Medicine，2019，25（3）：423–426.

[2] ZHANG J，LIAN Q，ZHU G，et al. A human iPSC model of Hutchinson–Gilford Progeria reveals vascular smooth muscle and mesenchymal stem cell defects. Cell Stem Cell，2011,8（1）：31–45.

[3] WANG X Y，JIA Q N，LI J，et al. Organoids as tools for investigating skin aging：mechanisms，applications，and insights. Biomolecules，2024，14（11）：1436.

[4] YANG S H，META M，QIAO X，et al. A farnesyltransferase inhibitor improves disease phenotypes in mice with a Hutchinson–Gilford progeria syndrome mutation. J Clin Invest，2006，116（8）：2115–2121.

[5] CISNEROS B，GARCÍA–AGUIRRE I，DE ITA M，et al. Hutchinson–Gilford progeria syndrome：cellular mechanisms and therapeutic perspectives. Arch Med Res，2023，54（5）：102837.

[6] ERSHLER W B，KELLER E T. Age–associated increased interleukin–6 gene expression，late–life diseases，and frailty. Annu Rev Med，2000，51：245–270.

[7] RAGNAUTH C D，WARREN D T，LIU Y，et al. Prelamin A acts to accelerate smooth muscle cell senescence and is a novel biomarker of human vascular aging. Circulation，2010，121（20）：2200–2210.

[8] BLAGOSKLONNY M V. Progeria，rapamycin and normal aging：recent breakthrough. Aging，2011，3（7）：685–691.